超医療セラピー

あなたが病気になる本当の理由

Métamédecine; la quérison à votre portée

クローディア・ランヴィル 著

Claudia Rainville

浅岡夢二 訳

Yumeji Asaoka

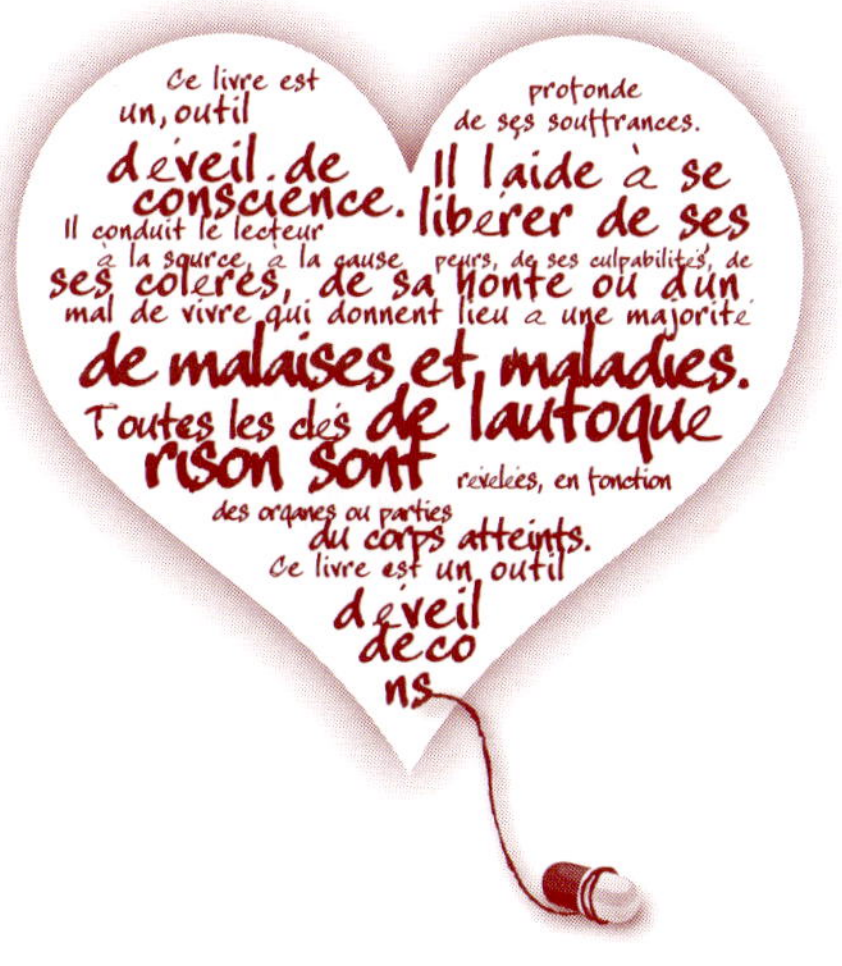

Ce livre est
un, outil
protonde
de ses souffrances.
déveil de
conscience.
Il laide à se
libérer de ses
Il conduit le lecteur
à la source, à la cause
peurs, de ses culpabilités, de
ses colères, de sa honte ou dun
mal de vivre qui donnent lieu a une majorité
de malaises et maladies.
Toutes les clés de lautoque
rison sont
revelées, en tonction
des organes ou parties
du corps atteints.
Ce livre est un outil
déveil
déco
ns

ハート出版

「完全なる目覚めによって、完全なる健康がもたらされる」
――タルタン・トゥルク

地球上の、私の兄弟たち、姉妹たちのすべてに、この本を贈ります。
この本によって、彼らの人生、彼女らの人生が快適なものとなりますように。
――クローディア・ランヴィル

本書は、原著「Métamédecine; la guérison à votre portée」を
著者との合意の上、再構成したものです。

感謝のことば

私たちは、全員が、生徒であり、また先生です。

ここ数年のあいだ、私の人生の途上に現われてくださったすべての先生たちに、心の底より感謝したいと思います。

これらの先生たちというのは、私がした経験であり、私が読んだ本であり、私を信頼してくださったクライアントのみなさんであり、彼らが私に打ち明けてくださったさまざまな内面の苦しみです。

さらに、私に手紙を書いて、その苦しみを伝え、質問してくださった、私の読者のみなさんです。

最後に、私の本の刊行に協力してくださったすべての方々に、心からの感謝を捧げます。

クローディア・ランヴィル

はじめに

ごく幼《おさな》い頃から、私は、人生の根本に関わる、次のような質問に対する答えを探し続けてきました。


「どうして私は生まれたのだろう?」

「どうして、豊かで幸せな人と、貧しくてみじめな人がいるのだろう?」

「人生の目的とは何だろう?」

「人間は死んだらどうなるのだろう?」

「人生には意味があるのだろうか?」


私はカトリックの教育を受けました。そして、神さまは無限に良い存在であると教わりました。でも、私の幼い頭では、どうして、正義であり、善良である神が、私のまわりに満ちあふれている不正や苦しみを許せるのか、まったく理解できませんでした。ですから、やがて思春期になると、私はカトリックの教えから離れることになりました。

その後、私は結婚して子どもをもうけました。しかし、ある時期、私のうつ状態が昂《こう》じて、人生は〈苦しみ〉以外の何ものでもない、私の子どもたちは、もっと安定した母親に育てられた方が幸せになるにちがいない、と思うようになりました。私は生きる意欲を完全に失い、ついに、自分の人生に終止符を打つことにしました――。

夫が目を覚ました時、私の様子がおかしいことに気づきました。彼はすぐに救急車を呼びました。救急隊員たちが、私の体を寝室から救急車まで運んでいくあいだ、私は、自分の意識が肉体から離れ、空中に漂《ただよ》っているのをはっきりと感じていました。その状態で私は、救急隊員たちの慌《あわ》ただしい動きを、まったく無関心に眺《なが》めていました。

医師が、夫に向かって、「あと数時間しか命がもたないでしょう」と言うのが聞こえました。とはいえ、私は、肉体に戻《もど》るかどうかは自分自身で決めることができる、ということを知っていました。そこは、時間も空間もない、非常に不思議なところでした。

肉体の私は、人工呼吸器につながれて、昏睡《こんすい》状態ですごしていました。あとは、その肉体の私が息を引き取るのを待つのみでした。

朝四時からの勤務につくはずのある看護師が、私のところにやってきました。彼女は、私の枕元にたたずんで、しばらく私を見つめてから、こう言ったのです。

「まあ、なんてかわいそうな人でしょう！」

その言葉が私を深く感動させました。そして、私を、無関心の状態から引きずり出したのです。それほどの思いやりに接して、私はもはや無感覚の状態に留《とど》まっていられなくなりました。そして、こう考えたのです。

「たった一人でも、私にこれほど関心を示してくれる人がいる以上、私がもう一度、地上に戻ることには意味があるはずだわ」

そして、こう考えた瞬間、私は肉体に戻っていました。私が目を開けたため、ナースセンターは大騒ぎになりました。私はすぐ、ICU（集中治療室）に運ばれました。

つまり、私を蘇生させるためには、医学的な努力よりも、たった数語の心のこもった言葉が必要だったのです。

この強烈な体験は、それまで私が答えを出していなかった疑問を再燃させました。また、体から抜け出しても苦しみから自由になれなかったこの経験を通して、私は、自殺が私たちを苦悩から解放しないことを知りました。

自殺しても、単に乗りものとしての体を使えなくなるだけで、不幸な状態はまったく変わらなかったのです。こうして、私は、自分が成長しなければ何の意味もないことを悟《さと》りました。

私は、幸福になるための要素をすべて持っていたにもかかわらず、生きづらさを、ずっとかかえ込んでいたのです。なぜこれほどの空虚をかかえ込んでいるのか、そしてなぜ何をしてもその空虚を満たせないのかを、ぜひとも知りたいと思いました。

そこで私は、それまで、皮膚のトラブル、腰痛、ガン、うつ、ノイローゼ、不安神経症といった病気を通して経験した苦しみを詳《くわ》しく調べてみることにしました。さらに、人間関係における苦しみ（葛藤、仲たがい、離婚など）、職業上の問題（周囲の無理解、裏切り、拒絶など）を詳しく検討してみました。

その結果、私がどんな結論に達したと思いますか？　それはこうです。

「人間は神に似せて作られている」

もちろん、「神」は、それぞれの宗教によって違った呼び方がされています。たとえば、ブラフマン、ミトラ、アフラ・マズダ、ヤハウェ、アラー、仏陀《ブッダ》などなど。

私は、それまでむしろ、人から教えられたとおりに、「神が人間に似せて作られている」と思っていました。たとえば、神は、自分の命令を守ったかどうかによって、子どもを罰したり、子どもに褒美《ほうび》を与えたりする、お父さんのような存在である、といった具合でした。あるいは、神は無限に偉大で、私たちは無限に卑小である、私たちは神を崇拝しなければならない、キリスト教徒としての義務をおこたると、神は私たちに無限の罰を与える、などなど。

そんなふうに考えていたために、私は、私自身の苦しみや、愛する人たちの苦しみに直面した時、どうしていいのかまったく分かりませんでした。

誰も教えてくれなかったために私が理解していなかったこと、それは、私たち人間は神に似せて作られている、ということだったのです。もし神が創造者であるのなら、私たち人間も同じく創造者なのです。もし神が愛であるのなら、私たち人間もまた愛であるのです。私たちが幸福になるには、どうしても愛が必要なのです。

ヒンズー教においては、非・二元論的な教えが説《と》かれています。すなわち、創造主と被造物は同じである、一体である、ということです。イエスが次のように言った時も、おそらく同じことを言おうとしていたのでしょう。

「私の父と私は一体である」

しかし、その後、キリスト教では、神と私たち人間は別の存在であるという、二元論的な考え方を採用するようになってしまいました。

それは、私たちを支配するためであったのかもしれません。つまり、二元論に基づいて、全能の神と人間は別の存在である、ということにすれば、私たちは、全能の神の代理人である聖職者たちに従わざるを得なくなるからです。

ヒンズー教においては、至高の原理であるブラフマンは、あらゆる存在に生命を与えた創造主であり、同時に、生命を維持する愛（ヴィシュヌ）でもあり、さらに、再建するために壊す破壊者（シヴァ）でもあるのです。ヒンズー教におけるこの「三神一体」は、キリスト教における「三位《み》一体」と同じものだと考えてよいでしょう。もっとも、私が子どもの頃、どんな神父さまに尋《たず》ねても、「三位一体」についてきちんと説明してくれることはありませんでしたが……。それは、大いなる神秘であって、私たち人間は、死後にしかそのことを理解できない、というのがお決まりの答えでした。

さて、長い探求のあとで、私はいったい何を発見したでしょうか？

それは、「三神一体」ないし「三位一体」は、私たち人間の三つの側面を表わすものである、ということです。

第一に、私たちは、自分の人生の創造主（ブラフマン）です。私たちは、自分の思考、言葉、行為によって自分の苦しみを作り出しています。逆に言えば、私たちは、自分の思考、言葉、行為を変えることによって、苦しみから解放されるということです。そのためには、自分が出合う経験から学《まな》べばよいのです。

第二に、私たちは、愛（ヴィシュヌ）の存在です。愛なしには、私たちはけっして幸福になることができません。

第三に、私たちは、破壊（シヴァ）する勇気を持たなくてはなりません。幼少時から私たちを育《はぐく》んできたネガティブな思い込み、間違った思い込みを、勇気をもって破壊しなければならないのです。そうした思い込みがあるせいで、私たちは自由になることができないからです。

私たちは目覚めることによって、みずからを解放することができます。

超医療 Métamédecine の méta は、ギリシャ語では「超えて行く」を意味しており、パーリ語では「慈悲」を意味しています。そのことは、超医療の役割を見事に示していると言えるでしょう。

既知を超えて行けば、未知に出会える。
意識を超えて行けば、無意識に出会える。

無明を超えて行けば、光に出会える。
恐怖を超えて行けば、信仰に出会える。
絶望を超えて行けば、希望に出会える。
憎《にく》しみを超えて行けば、愛に出会える。
死を超えて行けば、命に出会える。
苦悩を超えて行けば、至福に出会える。
人間を超えて行けば、神に出会える。

超医療とは何か?

人によって、超医療の定義の仕方はさまざまです。

ある人は、それを、生命哲学だととらえるでしょう。別の人は、それを、心身医学の一種であると考えるかもしれません。また、ある人は、それを、感情の医学だと思うでしょう。さらに別の人は、それを、魂の医学であると定義するかもしれません。しかしどの人も、それが、何よりもまず、**意識の目覚めによる医学**である、という点では一致するはずです。そして、意識の目覚めこそが、私たちを人生の統御へと導《みちび》いてくれるのです。

超医療とは、演繹《えんえき》的というよりもむしろ**徹底して帰納《きのう》的なアプローチ**の仕方だと言っていいでしょう。演繹とは、ある前提に基づいて、そこから論理的に結論を出すやり方です。一方、帰納とは、具体的事実に立脚して、結論を導き出すやり方です。帰納的というのは、言われたことや与えられたことに立脚する、という意味です。入手しうるデータに基づいて結論を出したとしたら、私たちは帰納をしているのです。

では、ここで、ある例を出してみましょう。ある若い男性が、膝《ひざ》が痛いということでお医者さんに診《み》てもらいました。するとそのお医者さんは、その若者に、「あなたの体の成長が速すぎるので骨に無理がかかっています。とくに膝には無理がかかっていて、それで痛みが出ているのです」と言いました。解決方法として、痛み止めを処方されただけだったので、彼は別のお医者さんにも診てもらいました。すると、そのお医者さんは、「あなたが柔軟性を欠いているので、膝に痛みが出ているのです」と言いました。これらの演繹は正しいかもしれません。しかし、同時に、間違っているかもしれないのです。

帰納的アプローチにおいては、クライアントが経験していることを解釈するのは医者ではありません。医者はむしろ「同伴者」として、クライアントがなぜ自分の表面意識を超えたところでそのような苦しみを作っているのか、ということを理解するための手助けをすべきなのです。

ですから、超医療においては、クライアントに対して、セラピストが適切な質問をすることにより、クライアント自身が苦しみの原因を発見し、自分自身で、それをどう治すかということまで発見するのです。

こうして、超医療は、当然のことながら、**健康上の問題**だけではなく、**人間関係の問題**、**職業上の問題**、**自己実現の問題**まで解決することになります。

また、超医療は**女性的な医療**であると言えるでしょう。男性的な医療とは、たとえば外傷のような具体的な問題に、診断を下し、手術をおこない、人工装具をつける、といったような医療のことです。しかし、原因がはっきりしない場合には、こうした男性的医療は、まったくのお手上げ状態となってしまいます。

そんな時に登場すべきなのが、女性的な手法である超医療なのです。男性的な医療と、女性的な超医療は、ちょうど左脳と右脳のように、お互いを補《おぎな》い合うような関係にあると言っていいでしょう。どちらが欠けても、人間としては正常に機能しません。ですから、一方を取って他方を捨てる、というようなことはすべきではないでしょう。

そして、超医療は、クライアントを**自律**へと導きます。クライアント自身が、適切な質問を自分にすることができるようになれば、自分で答えを発見し、自分で解決法を見つけることができるのです。もう、自分の健康と幸福を他の人にゆだねる必要はなくなり、自分で自分を癒す力を手に入れることになります。その結果として、高い見識と自己信頼を得ることができるでしょう。

あと、超医療は**思いやりの医療**でもあります。超医療では、不調または病気が現われる前にクライアントが感じた感情に対して特に焦点を合わせます。そして、苦しんでいるクライアントをありのままにやさしく受け入れるのです。

現在、私たちが提唱する超医療を取り入れるセラピストの数が、どんどん増え続けています。というのも、それらのセラピストたちは、クライアントを一方的に治療するよりも、クライアントの**意識の目覚めをうながす**ことの方が大事であると理解し始めているからなのです。

超医療はどのように作用するか？

超医療の実践者は、診断もしませんし、治療もおこないません。その代わりに、クライアントに対して適切な質問をして、クライアントが《原因と結果の法則》を自覚できるように導きます。さらに、セラピー的な手法を用《もち》いて、クライアントが感情的な負荷から解放されるようにします。その際に、クライアントがみずから解決方法を発見し、みずから行動できるように励《はげ》ますのです。

それでは、ここで例をあげてみましょう。

あるセミナーで、参加者の一人が私に、頻繁に起こる頭痛について質問しました。そこで、私は、彼女に、それがいつ起こり始めたのかを尋ねました。彼女は、はっきりとは分からないが、数年くらい前だったと思う、と答えました。

「その頭痛が起こるのは、何か特別な時ですか？」

「はい、ほとんどいつも生理が始まる直前に起こるのです」

そこで、私はこう尋ねました。

「あなたにとって、女性であることは〝危険〟を意味しますか？」

すると、彼女は、突然泣き出しました。私の質問が、彼女の中にある苦しみに触れて、それを目覚めさせたのです。

どうして私はそのような質問をしたのでしょうか？　実は、これまでの経験から私は、頭痛が、ほとんどの場合、「状況をコントロールできないのではないか」という恐れと結びついていることを知っていたのです。頭痛が起こるのは、何らかの脅威や危険への予感によって、恐れが増幅される時なのです。

私は、彼女の頭痛が起こるのは生理の時である、ということを確かめました。では、生理とはどんな意味を持っているのでしょうか？　それは、彼女に、自分が女性であることを思い出させる現象なのです。

彼女の反応は、私の質問が核心を突いたことを示しています。事実そのあとで、彼女は過去に性的虐待を受けたことを私に教えてくれたのです。そこで、私はそのことについて詳しく話してほしいと彼女に頼みました。その性的虐待と結びついた感情を解放するために、私は彼女に、想像の中でその場面に戻るように勧《すす》めました。

そして、その男性に対して、彼女が感じていることをすべて表現するように言いました。そうすることによって、彼女が何年ものあいだため込んできた苦しみから解放されるからです。それがすんだら、今度は逆に、その男性が彼女に言いたがっていることを聞くように言いました。

最後に、彼女が心の中に持ち続けてきた、女性であることは虐待される危険と結びつく、という〈等式〉（つまり、思い込み）を彼女が変えられるようにお手伝いしました。その結果、彼女はしつこい頭痛から解放されたのです。

ただし、まったく別の人が、まったく別の理由で頭痛に悩まされる、ということも知っておいてください。それでも、的確な質問をすることによって、その人が自分に対する何らかの脅威を感じている、ということは明らかになるはずです。

では、別な例をあげてみましょう。

小児麻痺《まひ》によって体が不自由になった人が、年々ひどくなる頭痛のことで私に相談してきました。私は、いつ、その頭痛が始まったかを尋ねました。すると彼女は、体の不自由な人のためのセンターに入っている友だちを訪ねてから頭痛がするようになった、と言ったのです。

そこで、私は、その施設を訪問した時、彼女がどんなことを感じたかを尋ねました。すると、彼女はこう答えました。

「もし私がここに入ったとしたら、刑務所に入れられたように感じるだろう、と思ったのです」

そして、こう付け加えました。

「それに、ドアの閉まったこんな部屋にいるなんて、とても耐えられないだろう、と感じました。きっと、窒息するような気がするでしょう」

「これまで、どこかに閉じ込められたことはありますか？」

この質問に対して、彼女は、子どもの頃のことを話してくれました。彼女が昼寝をしている時、お母さんが買いものに行ったことがあるのです。彼女が目を覚ました時、部屋の中にたった一人きりでいることに気がつきました。しかも、ドアには鍵《かぎ》がかかっています。彼女は強烈な不安に襲われました。自分が鍵のかかった部屋の中に置き去りにされ、しかもそこから出ることはできない、と思い込んだのです。

そこで私は、彼女を瞑想状態に導き、自分が部屋に閉じ込められて置き去りにされたのではなく、お母さんはただ買いものに行っただけなのだ、というふうに意識を変容させるお手伝いをしました。それからこう尋ねました。

「お友だちを訪ねた時、自分がもしここに閉じ込められたらどうしよう、自律性を失ってしまう、と不安になったのですね？」

こうして、彼女は、自分にとっての脅威が何であるのかを自覚することができました。彼女にとって、自律性を失うことは、自由を失うことであり、自由を失うことは、刑務所に入るのと同じだったのです。

彼女は、これまで、自分の頭痛と、自律性を失う不安とのあいだの関係に気がついていませんでした。しかし、それを自覚できた現在、解決の道筋がはっきりと見えてきたのです。

超医療では、あくまでも帰納的な手法によって問題を解決していきます。それぞれの人が、自分の歴史を持っていますので、結果としての症状や病気が同じだったとしても、そこに至るプロセスや原因はそれぞれ違うはずだ、と考えるのです。

したがって、解決方法を普遍化することを避けます。あくまでもケース・バイ・ケースで見ていくのです。

ある一つの原因が数多くの病気を引き起こすことがありますし、ある一つの病気が数多くの原因から起こっていることもあるのです。

それでは、さらに別の例を見てみましょう。

ある男性が事故に遭《あ》って、腕と肩を骨折し、さらにくるぶしを捻挫《ねんざ》しました。そして、私に、その原因は何なのか、一つなのか、複数なのか、と尋ねてきました。そこで、私は、その事故に遭う前に、何か大きな責任から逃《のが》れて、あるいは誰かと別れて、罪悪感を感じなかったか、と聞きました。彼は、非常に驚いて、私にこう尋ねました。

「もしかして、あなたは霊能者ですか!?」

もちろん、答えは「ノー」です。私は霊能力を持っているわけではありません。ただし、超医療に精通すると、右脳の機能が目覚めますので、高度のインスピレーションを受けることが可能となるのです。そして、左脳と右脳をバランスよく使えるようになります。その結果、さまざまな問題の本質が一瞬で洞察できるようになるのです。

私の質問は、また、一方で、論理にも支えられています。ただし、その論理は冷たい論理ではなくて、感性に支えられた温かい論理だと言うべきでしょう。その論理はこうです。

「事故に遭ったということは、この人は、何らかの罪悪感を持っていたに違いない。あるいは、ある状況に終止符を打ちたいと思っていた可能性もある。腕と肩を骨折し、くるぶしの靭帯《じんたい》を痛めたのだから、それらの器官が何を象徴しているかを見る必要がありそうだ。

肩は何かを運ぶ時に使う。だから、肩は、何かを負《お》う、ということに関係するだろう。とすると、誰かとの関係において何かを負う責任を象徴するかもしれない。あるいは、この人が置かれている状況に対する責任に関係している可能性もある。

腕は、物をつかむ、あるいは行動を起こす、ということに関係している。したがって、何かを引き受ける、あるいは何かを実行する、ということに関わっている可能性がある。

くるぶしの捻挫は、靭帯の伸長に関わっている。靭帯は私たちを結びつける何かに関係している」

これらのことを総合して、私は先ほどの質問をしたわけです。

この男性は、次のことを分かち合ってくれました。すなわち、事故に遭う前、彼は、ある女性との関係に終止符を打ったのです。その女性は、とても問題のある人物で、彼にものすごく依存していました。そのため、彼女と別れたのですが、そのことで彼は、彼女を捨てたという罪悪感にさいなまれていたのです。

そこで、私は、彼がその罪悪感から解放されるように導きました。つまり、その女性を助ける最も良い方法は、彼女の問題を彼が背負い続けて彼女の依存性を助長することではなくて、彼女の問題は彼女自身で解決できるように彼が身を引いてあげることである、ということを自覚的に受け入れられるようにしたわけです。

その結果、彼は罪悪感から解放されて、心の安らぎを得ました。あとは、彼の体が、傷ついたみずからの組織を修復するのを待つだけです。

以上のいくつかの例は、あまりにも単純すぎると思うかもしれません。というのも、私は、本質をはっきり示すために、枝葉をだいぶ刈り込んだからです。しかし、だからといって、超医療が物事を過度に単純化する手法だということにはなりません。また、一方で、不調や病気の原因を特定化することが、いつも簡単にできるというわけでもありません。

その人の歴史を克明にたどることによって、はじめて、その人が感じたことを発見できますし、またその感情と病気の関係を特定化することができるのです。

解決は、しばしば原因の中にある、ということを、ぜひ覚えておいてください。

恐れがあるのなら、どのようにすれば恐れから解放されるかを考えてください。

怒りがあるのなら、その状況はあなたに何を学ばせようとしているのかを考えてください。

そして、それらをすべて手放すのです。

私たちの体は、病《や》んだ部分を回復させるために、何らかの手助けを必要とするかもしれません。その手助けは、ある場合には、休息であるでしょう。ある場合には、手術であるかもしれません。またある場合には、薬である可能性があります。

ですから、自己治癒の道を歩《あゆ》むにあたって、いっさいの薬や医者が不要だと言っているわけではありません。そうではなくて、薬や医者が私たちを治すのをただ漫然と待つのではなく、私たちにできることをして治癒を促進させるべきだと言っているのです。

では、この本が、あなたにとって、進化のための素敵なガイドになってくれるよう、心から祈っています。

あなたを愛しています。そして、あなたの自己治癒の力を信じています。

私はいつも、あなたのそばにいます。

あなたの友人　クローディア

超医療セラピー

もくじ

第一章　魂のための医療

苦しみは、私たちが教訓を学ぶために与えられる。私たちは、それ以外の方法では、その教訓を学ぶことができないからである。その教訓を学ばないかぎり、私たちがその苦しみから解放されることはない。
——エドワード・バッチ博士

私たちは、《自己責任の法則》に触れることなしに、超医療を語ることができません。なぜなら、《自己責任の法則》は、真の癒しの基底的な条件をなしているからです。

医学部で細菌学を学んでいた頃、私は教授たちに、「バクテリアやウイルスなどは、どのようにして人間に感染するのですか」、と質問しました。すると、教授たちは、「そうした病原菌は、感染者を通して私たちに感染するのです」と答えました。私はその答えに表向きは同意しながらも、一方で、では最初の病人はいったい誰から感染したのだろう、と考えていました。

それから私は微生物の世界にすっかり夢中になり、どんどん知識を増やしてゆきました。でも、その疑問は解決されずに残りました。その後、病院で仕事をするようになった私は、そこで、また新たな疑問にとらわれたのです。「どうしてある人は泌尿器の感染を繰り返し、別の人は生殖器の感染を繰り返すのだろうか？」

特に印象深かったのが、家から一歩も出ないのに結核にかかった老人の症例でした。たまに訪問者がありましたが、その人たちは絶対に結核菌を保持しているはずのない人たちでした。彼は、いったいどこで結核菌に感染したのでしょうか？

私は、直感的に、**人間というのは自分で病気を作り出すものだ**、ということを理解していました。ある場合にはみずからの波動によって病原菌を呼び込み、ある場合には自分の体の細胞を変質させ、そして病気になるのです。でも、この仮説を開陳するたびに、私は人からあざけりを受けました。

マハトマ・ガンジーは言っています。「多くの人が信じるからといって、真実が間違いになるわけではない。また、自分以外に誰も信じないからといって、間違いが真実になるわけでもない」

責任を引き受けるとは、自分の思考や言葉や行動が、私たちが過去に経験した不幸と幸福を作り出したということ、さらに現在私たちが経験している苦しみと喜びを作り出しているということを、認めて受け入れることなのです。

私が、セミナーや講演会でこうした話をすると、受講者たちはだいたい次のように考えるものです。

「じゃあ、暴力的な父親を呼び寄せたのは私だって言うんですか！」

「障害を持って生まれた子は、自分が悪いからそうなったわけではありません！」

「夫が職を失ったのは、彼が悪かったからではありません！　工場が閉鎖されたからなんです！」

「私の背中が痛いのは、じゃあ、私が悪いからなんですか！」

「人間が自分から病気になるなんて、とても考えられません！」

「そんなことは絶対に受け入れられないわ！　私の息子は、誰に対しても悪いことをしていないのに、ずっと病気がち。それに対して、犯罪者たちはピンピンしているもの！」

私の二番目の父は、「地上には、公平なものは、たった一つしかない。それは死だ。それ以外は、すべて不公平だ」とよく言っていました。

以上のように考える人たちは、いずれも《自己責任の法則》を正しく理解していません。責任と罪悪感を混同しているからです。彼らはすぐ次のように考えてしまうために、《自己責任の法則》を理解することができないのです。「この状況、またはこの病気を作り出したのが私であるなら、苦しかったり、具合が悪かったりするのは、私が悪かったからだということになる」

したがって、まずいことが自分に起こると、彼らは反射的にこう考えます。「こんなことが起きるなんて、いったい私はどんな悪いことをしたのだろう？」あるいは、自分の外側に原因を探して、そこに罪を押しつけようとします。ですから、何かが起こって苦しくなると、彼らは自分が悪かったと思って罪悪感に苦しむか、だれか他の人に責任をなすりつけて裁《さば》こうとするのです。

「自分に責任がある」と私が言う時、それは、いま自分が経験していることは、ただ単に自分で作り出したのだ、と認めることであって、幸福な状況または不幸な状況を自分でわざわざ作り出した、というふうに言っているわけではありません。自分の思考や言葉や行動が、現在私たちが経験している苦しみと喜びを作り出している、ということをありのままに認めて受け入れることなのです。

つまり、《自己責任の法則》というのは、報《むく》いや罰、幸運や不運、正義と不正義、さらに罪悪感などとは全く無縁なのです。単に《原因と結果の法則》のことを言っているに過《す》ぎません。原因に応じた結果が出る、と言っているだけであって、悪い結果が出たのはあなたが悪いからだ、と言って責めているわけではありません。


私たちがあることを信じるのも信じないのも、私たちの自由ではないでしょうか？

私たちは、自分が使う言葉を自由に選べるのではないでしょうか？

私たちは、ある言葉やある状況を自由に解釈できるのではないでしょうか？


私たちは、愛することも憎むことも自由にできるのではないでしょうか？

私たちは、理解することも非難することも自由にできるのではないでしょうか？

私たちは、人の悪口を言うのも人をほめるのも自由にできるのではないでしょうか？


私たちは、真実に直面することも自分に嘘《うそ》をつくことも自由にできるのではないでしょうか？

私たちは、否定的に反応することも積極的に行動することも自由にできるのではないでしょうか？

私たちは、信頼することも恐れをいだくことも自由にできるのではないでしょうか？

そうです。
私たちは、思考を選ぶ自由を持っています。
私たちは、感情を選ぶ自由を持っています。
私たちは、信念を選ぶ自由を持っています。
私たちは、態度を選ぶ自由を持っています。
そう、**私たちは、選択する自由を持っている**のです。

私たちは、完全な選択の自由を持っています。ただし、自分が選択した思考、言葉、行動の結果を引き受けない自由は持っていません。それが良いものであれ、悪いものであれ、私たちが考え、言い、おこなったことは、やがていつか、別の状況で、別の人との関わり合いにおいて、必ず私たちに戻ってくるのです。ですから、私たちが他人を苦しめれば、いつか必ず自分が苦しむことになります。逆に、私たちが、他人を思いやり、他人を愛し、他人に感謝すれば、私たちは必ず、思いやり、愛、感謝を受け取って幸せになるのです。

あなたはたぶん、選択とそれがもたらす結果については受け入れる用意ができたかもしれません。でも、こう考えるのではないでしょうか？「ある人が車を運転していて、別の車に正面から衝突された場合、この人は事故に遭うことを選んだのだろうか？」

いいえ、そんなことはありません。ただし、この事故に遭う前に、その人が何を感じ、何を思い、何を考えていたかを明らかにする必要があります。

例として、私が一一歳の時に経験したことをお話ししましょう。ある夏の一日、姉が私に、これから年上の友だちとサイクリングに行くところだと言いました。私は母のところに飛んでいって、私も行かせてほしいと頼みました。すると母はこう言いました。「だめだめ、あなたはまだ小さすぎるからサイクリングは無理よ」私には、母の言ったことが理不尽に聞こえました。なぜなら、姉は私よりたった一歳しか年上でなかったからです。私は、頭でそんなふうに考えました。

そこで、私は母に見つからないように、そっと自分の自転車に乗り、姉たちのあとを追いました。行きはすべてうまくいきました。問題は帰りでした。途中で雨が降り始めたのです。突然、私の自転車のチェーンが外《はず》れてしまいました。

リュシー――というのが姉の友だちの名前でした――は、私に自分の新品の自転車を渡して、「先に行ってて。私はチェーンを直してすぐに追いつくから」と言いました。私と姉は、二人で縦列になって車道の脇を走っていきました。ところが、路面をスリップした車が私にぶつかってきたのです。私は宙返りしながら数メートル飛ばされて、車道の路面に落ちました。リュシーの新しい自転車は壊れ、私は足首を捻挫し、軽い脳しんとうを起こし、お尻の筋肉を傷めたのです。でも、幸い、一週間の入院ですみました。

ではどうして、その車は、私の姉、または姉の友だちにぶつからなかったのでしょうか？　どうして、私は、他の箇所ではなくて、足首やお尻を痛めたのでしょうか？　今から振り返ってみると、その時、私が母の言いつけにそむいてサイクリングに行ったことで罪悪感を持っていた、ということが事故の原因になったのがよく分かります。

私は〈頭〉で判断して出かけました。ゆえに頭をぶつけて〈脳しんとう〉を起こしたのです。私は母の言うことを聞かないで〈海岸〉（＝陸地の端）に行きました。ゆえに〈足首〉（＝体の端）を捻挫したのです。また、当時、私は兄から罰としてお尻をぶたれることがありました。したがって、私はお尻を痛めることでみずからに罰を与え、罪悪感のつぐないをしたのです。

では、自転車のチェーンが外れたのはなぜでしょうか？　チェーンが外れたためにそれ以上走れなくなったのですから、それは私の罪悪感の最初の具体化だったのかもしれません。

では、なぜ私の自転車ではなくてリュシーの自転車が壊れたのでしょうか？　私たちが古くてオンボロの自転車に乗っていたのに対し、リュシーは新品の、それも高価な自転車に乗っていたので、もしかするとそのことで彼女は罪悪感を感じていたのかもしれません。もちろん、今となっては確かめようがないのですが、でも、私はそんな感じがしています。

この世の中に偶然というものはない

この偉大な真理は時々悪用されます。たとえば、何かの集会が開かれた場合、そのリーダーたちが参加者を支配しようとしてこう言うことがあるのです。「偶然というものはありません！　あなた方が今日ここへ来たのは、あなた方が私たちを必要としていたからなのです！」

確かに偶然というものはありません。とはいえ、そのことに対する解釈の仕方が常に正しいとは限りません。もしかするとその集会に参加したあなたは、拒絶することを学ぶ必要があったのかもしれませんし。あるいは、反論を展開するためだったかもしれないのです。仏陀自身こう言っています。「私を盲目的に信じてはならない。自分で経験し、そして確認しなさい。自分にとってためになることであれば、それを採用し、自分にとってためにならないことであれば、それを拒否するのです」

罪悪感というのは、事故やその他の自己処罰の形をとって現われるのでしょうか？　どうか自分で観察して、そして自分なりの結論を引き出してください。もし、今まで事故に遭ったことがあるのなら、その事故の前に何があったかを考えてみるとよいでしょう。

足や脚のケガは、私たちが誰かの制止を振り切って行ったことによる罪悪感が原因で起こることがあります。あるいは、前進することをためらっている時に起こることもあるでしょう。

指のケガは、完璧主義から来ることがあります。仕事が拙速であったために罪悪感を持った場合、あるいは充分に注意をして仕事を進めなかったために罪悪感を持った場合などに起こるのです。

体が使う〈象徴言語〉を読み解くことができるようになれば、事故が起こる前に私たちが感じていたことと事故のあいだに存在する結びつきを発見することができます。

今後は、何かまずいことが起こったら、その出来事の前に自分が何かに対して罪悪感を感じていなかったかどうかを確かめてみるとよいでしょう。あるいは、自分が何かに行き詰まっており、事故がそれを打開してくれたのではないか、ということをよく考えてみてください。

罪悪感を持つと、事故が起こるだけではありません。罪悪感は、私たちの生命を毒し、私たちの健康をむしばみ、私たちから成功の機会を奪《うば》い、私たちを失敗させ、私たちから幸福を取り上げるのです。罪悪感に関しては、第七章でもっと詳しく論じることにします。

さて、あなたは、自分の選択の結果を引き受ける用意ができたでしょうか？　私たちが遭遇する出来事――たとえば事故――は偶然の産物ではない、ということがお分かりになったのではないでしょうか。罪悪感が原因となり、物の破壊や紛失、病気などのかたちで自己処罰がおこなわれる、ということなのです。

そして、罪悪感以外の感情や情動、そして心の態度もまた同様に、私たちの人生に影響を与えています。そのことを理解するためには、〈度数〉または〈周波数〉について説明する必要があるでしょう。

〈度数／周波数〉とは何か？

〈度数〉とは、一定の時間内に同じ出来事がどれだけ起こるか、ということです。

たとえば、〈呼吸の度数〉というのは、一分間に呼吸が何回おこなわれるか、ということです。へルツというのは、波が一秒間に何回振動するか、ということです。ラジオ局が、「ただいま一〇二・四メガヘルツで放送しています」、などと言うのを聞いたことがあるでしょう。

もしあるラジオ局が一〇五・八メガヘルツで放送しており、その番組に私たちの大好きな歌手が出演するとしたら、その番組を聴くには、絶対に一〇五・八メガヘルツに合わせなければなりません。ほんのわずかでも周波数がずれれば、私たちはその歌手の声を聞くことができないからです。実は、健康と病気に関しても、この《周波数の法則》が適応されるのです。

人間の思考、感情、気持ちには、それぞれ特有の周波数があります。ですから、私たちがある思考なり感情なりを持つと、それはラジオ局から発信される電波のように、私たちから発信されるのです。一方、私たちの脳は、ラジオ受信機によく似た受信機でもあるのです。つまり、私たち人間は、発信機であると同時に受信機でもあるわけです。

たとえば今、あなたの家の隣に住んでいる人が、あなたのところに遊びに来て、次のように言ったとしましょう。「あなたは幸運な人ね。私があなたの家に来るたびに、ラジオからとても素敵な曲が流れているわ。私の家のラジオでは、気を滅入《めい》らせるような暗いニュースか、気がおかしくなるようなうるさい音楽しか流れないのよ」

さて、あなたは、本当に自分が幸運で、彼女は不運だと思うでしょうか？　そんなことはありませんね。だって、この場合、幸運か不運かはまったく関係ないからです。あなたはこう言ってあげるはずです。「受信する周波数を変えさえすればいいのよ」

それと同じで、私たちが病気になったり、不幸になったり、あるいは嫌《いや》なことが立て続けに起こったりした場合、それは不運でも、偶然でも、ましてや神による罰でもありません。それは、私たちがある周波数に同調しているだけの話なのです。

ネガティブな波動をポジティブな波動に変えてごらんなさい。そうすれば、不調も、苦悩も、病気も消え、難しい状況は改善され、人間関係は良くなることでしょう。

例をあげてみましょうか。引越しの時に、私は楽器専門の運送業者にピアノの運送を頼みました。ところがピアノを動かしている時に、業者の一人がバランスを崩《くず》してピアノを倒し、側面に大きな傷をつけてしまったのです。私は、かっとして血液が逆流するのを感じました。私は運送会社の責任者に詰め寄り、ピアノの修理を約束させました。私は怒りと同時に悲しみも感じていました。というのは、そのピアノは、父からもらった、すごく大切なものだったからです。

私はその感情のせいでエネルギーを使い果たしてしまいました。そして、翌日には、上唇の内側に口内炎ができ、腕には発疹がたくさんできました。

運送会社は私のピアノを専門家の工房に修理に出し、ピアノはまったく元の状態に戻りました。私にはもはや怒り続ける理由がなくなりました。私は会社の対応に満足し、すぐに、起こってしまったことは仕方がない、と思うようになりました。腕の発疹も口内炎も治り、私はエネルギーをふたたび取り戻しました。怒りの波動からすっかり解放されたのです。

波動には、高い波動と低い波動があります。

高い波動は、心地よさ、幸福、調和、健康につながります。

低い波動は、居心地の悪さ、不幸、苦しみ、病気につながります。

健康な状態は〈調和〉という言葉で表わされ、体調不良ないし病気は〈不調和〉という言葉で表わすのが適当でしょう。病気の治癒は、私たちがもとの〈調和〉された状態に戻ったということに過ぎません。

波動を高めるのも低めるのも、まったくあなた次第なのです。

本書では、まずあなたに低い波動を知っていただき、次にその波動を高める方法をお教えします。そうすれば、単なる症状の消失や一時的な痛みの緩和ではない、〈真の治癒〉に至ることができるからです。

波動の機能を知ることによって、私たちは、地上においてどのように不調や病気が生じるかをよく理解できるようになります。また、人生にさまざまな問題が生じるのも、まったく同じメカニズムによる、ということが理解できるでしょう。

たとえば、犬を恐がっている人が犬のそばを通ると犬にほえられる、ということがよくありませんか？　恐れを持つと、その恐れは波動として発信され、結果的に具体化して人生に現われます。

私の自転車事件に話を戻してみましょう。母は、この時サイクリングに反対していたので、私が隠れて出かけたことを知ると、事故が起こるのではないかと心配しました。事故を引き起こしたのは私の罪悪感でしたが、この母の心配もまた具体化したのです。

愛する人を失うのではないかと恐れると、その恐れは私たちに過干渉の態度をとらせ、愛する人の自由を制限してしまいます。相手は息が詰まるので、私たちのもとから去って息がつけるようにします。こうして、私たちは最も恐れたことを引き寄せてしまうわけです。

さて、ここで、先天的な障害を持って生まれた子、あるいは白内障や糖尿病を持って生まれた子のことを思い浮かべてみてください。あなたの心の波動は変化したでしょうか？　おそらく変化したでしょう。ただ、大切なのは、どうしてその子が障害児として生まれたか、あるいは病気を持って生まれたか、ということを理解することなのです。

私たちの心の波動は絶えず変化していますが、それは、ラジオの放送のようなものです。たとえば、ラジオでは、七時にはニュース、八時には軽快な音楽、九時にはインタビュー、一〇時にはふたたびニュース、一一時からは静かな音楽、というふうに絶えず放送内容が変わっていますが、心の波動もこれと同じように絶えず変化しているのです。

ラジオをつけている限り、放送の内容は次々に変わっていきます。そして、もちろん、途切れることはありません。私たちの人生も途切れることがなく、そこには快適なこと、不快なことが次々に起こってきます。

ところで、私たちの人生は、この肉体が消滅した時点で途切れるのでしょうか？　いいえ、そんなことはありません。私たちの生命《いのち》は、目に見えない世界で続いてゆくのです。

それは、ラジオのスイッチを切っても、放送自体は続いているのとまったく同じことです。

ここで、私たちが〈死〉と呼んでいる現象について、ちょっと考えてみましょう。私たちが死を恐れるとしたら、それは無知ゆえにであり、私たちが死んだところで、すべては途切れることなく続きます。ただし、存在の仕方は変化すると言っておきましょう。

肉体という衣服を脱ぐと、私たちはこの世から離れます。肉体というのは、この世にいるあいだ私たちが乗っている乗りものに過ぎないのです。私たちが車から降りて飛行機に乗るとき、私たちは別に死ぬわけではありません。私たちが乗った飛行機は空を飛んでゆきます。私たちが生存するために使う乗りものに関しても同じことが言えるのです。私たちは、この世とあの世では別な乗りものを使うというだけのことです。

まず、物質でできたこの世では、物質でできた肉体という乗りものに乗っています。私たちが死ぬと、今度は、〈幽体〉という乗りものに乗って〈幽界〉に入りますが、この幽体という乗りものは、私たちの〈感情〉に対応した乗りものだと言えるでしょう。幽界では、私たちは、時間や空間によって制限されることがありません。この幽界には、喜びに満ちた世界と苦しみに満ちた世界がありますが、宗教によっては、喜びに満ちた世界を〈天国〉と呼び、苦しみに満ちた世界を〈地獄〉と呼んだりします。私たちが夢を見ている時は、だいたいこの二つの世界のどちらかに行っていると考えてよいでしょう。

幽界の上には、〈精神界〉と呼ばれる世界が広がっており、私たちはそこでは〈思考〉という乗りものに乗ります。ここには、もはや地上で感じたような快・不快はありません。ただ、創造的な思考が存在するのみです。私たちは、精神界においては、ただ思考の働きとして存在するのみなのです。私たちは、思考の働きによって自分の乗りものを自在に変化させつつ、精神界の中を自由に動き回ります。

精神界の上には〈原因界〉があります。ここは、結果を生み出す原因だけがある世界です。この世界で移動するためにも乗りものは必要ですが、地上に生きている大部分の人は、その乗りものを利用することができません。彼らは、いわば潜伏状態でこの世界に入ります。それはちょうど、地中に蒔《ま》かれた植物の種《たね》のようなものであり、生命エネルギーによって活性化されるまでは、ひっそりと、本来の形ではない形で過ごすわけです。

いわゆるマスターたちは、この原因界で使う乗りものを持っています。彼らは、原因を作り出したり、その原因を変化させたりすることができるので、物質化現象も、脱・物質化現象も自由におこなうことができるのです。イエス・キリストは、こうしたマスターたちの一人だと言ってよいでしょう。

死の瞬間には何が起こるのか？

死の瞬間には、眠りから覚めた瞬間と同じことが起こります。ただし、一つだけ違いがあります。眠りから覚めた瞬間には、私たちは相変わらず〈シルバー・コード〉と呼ばれるものによって肉体に結びつけられていますが、実際の死の瞬間には、このシルバー・コードが切れるのです。

このコードは、母親と胎児を結びつけている、へその緒のようなものだと言ってよいでしょう。へその緒を通じて、胎児は栄養をもらい、子宮の中で生きていますが、私たちの肉体も、地上という世界の中でシルバー・コードを通してエネルギーを受け取り、生命活動を営むわけです。このコードが切れかかると、私たちは昏睡状態におちいり、完全に切れると、肉体への生命エネルギーの供給が止まるので、生命活動をおこなっていた細胞が生命を失って解体してゆきます。

つまり、シルバー・コードが切れ、生命の供給を失った体が腐敗することを、私たちは死と呼んでいるのです。しかし、〈生命〉それ自体は死んでいません。生命は永遠であり、肉体を離れたあとは、違う周波数帯域にある世界で生きるのです。

生命は永遠に生命であって けっして亡《ほろ》びない

私たちの肉体は、電池で動いているオモチャにたとえられるかもしれません。電池が一杯の時はオモチャは元気に動きますが、電池が切れてくると動きが遅くなり、電池が完全に切れるとまったく動かなくなります。

実は、寝ているあいだ、私たちはほとんど動きませんが、それは電池の充電期間だからなのです。ゆえに、睡眠による休息というのはとても大切なのです。

フランス語には「ろうそくを両端から灯《とも》す」という言い回しがありますが、これは心身をすり減《へ》らすということであり、充電に必要な時間を取らないということなのです。電池が充電されないと、やがてオモチャ、すなわち肉体は動かなくなります。

夕方になると、エネルギーが不足してきますが、これは、充電しなさいというサインなのです。そこで、夜になると私たちは眠ります。肉体がベッドの上で静かにしているあいだ、私たちはどこへ行くのでしょうか？　私たちは、幽体を使って幽界に行き、エネルギーをチャージしてくるのです。

寝ているあいだは、心の波動を幽界に同調させていますので、私たちは幽界に住む存在に出会います。その時の私たちの波動が、幸せでやすらぎに満ちたものであれば、それに応じた存在に出会うでしょう。同様に、私たちが悲しみ、恐れ、憎しみなどを持っていれば、私たちはいわゆる〈悪夢〉を体験することになります。

しばらく幽界にいたあとでそこを離れ、精神界に行くことも可能です。もし、精神界に対応した乗りものを持っていない場合には、潜伏状態、すなわち待機の状態で滞在することになります。一方、きちんとした乗りものを持っていれば、精神界で勉強し、働き、計画を実現させることができます。もちろん、それらはすべて〈思考〉を通しておこなわれます。

さらに、精神界を離れ、原因界に入ることも可能です。物質界、幽界、精神界から持って行った経験は、すべて、原因物質に刻印され、ふたたび活性化されるのを待ちます。そのために、私たちの未来は寝ているあいだに作られる、とも言われるのです。

あまり抽象的な話ばかりでは分かりにくいと思いますので、ここで、障害を持って生まれた人の例をあげてみましょう。

障害児として生まれたマリは自分で動くことができませんでした。母親はおらず、父親は家に不在がちだったので、彼女はいつも見捨てられた感じがして、寂しく思っていました。ある日、彼女はとても具合が悪くなりました。すると、父親が一日じゅう、つきっきりで世話をしてくれたのです。マリは、自分の具合が悪くなれば世話をしてもらえる、ということを理解しました。

こうして、マリは父親の関心を引くために、次から次へと病気になりました。やがて重症の喘息《ぜんそく》になってしまいました。そのためにマリは入院させられたのです。

病院に入ると、マリはまた見捨てられたように思い、その思いが原因となって喘息はさらにひどくなりました。こうして、ついにマリは死んだのです。死後は、まず幽界に行き、そこから精神界、さらに原因界に行きました。

この〈魂〉は、病気によって人の関心を引き、人を支配しようとしました。でも、本当は、愛とは相手の自由を尊重することである、という真実を学ばなければならなかったのです。やがて、時間が経《た》ち、ふたたび準備ができた時に、この〈魂〉は、原因体、精神体、幽体、物質体（＝肉体）をまとい、母親となるべき女性の子宮に胎児として宿りました。

この子が生まれると、マリの時の経験を引き継ぎます。この子はまたしても女性の体をまとっており、今度はジュリーという名前がつけられました。ジュリーの両親は、しょっちゅうケンカばかりしているので、ジュリーは寂しくてしかたありません。二人とも怒ってばかり、苦しんでばかりなので、ジュリーには居場所がありません。

ある日、ジュリーは癲癇《てんかん》の発作《ほっさ》を起こします。すると、両親がジュリーのことをすごく心配してくれました。

癲癇の発作によって、彼女は両親の関心を引き、ケンカをやめさせることができたのです。こうしてジュリーは癲癇の発作を続け、やがて結婚してからは、夫に対しても同じ戦略を使うようになりました。つまり、癲癇の発作によって夫の関心を引こうとしたのです。

しかし、夫は自分が無力であると感じるようになり、やがて家を出ていってしまいました。

すると、ジュリーは、今度は、子どもたちを癲癇によって支配し始め、自分の世話をさせるようになったのです。

子どもたちは成人すると、皆で相談して、母親を医療機関に入れてしまいました。ジュリーはふたたび見捨てられたと思い、夫と子どもたちに対してものすごい怒りを感じました。

やがて彼女は、人生に対して、また自分を見捨てた家族に対して、激しい怒りを感じながら亡《な》くなったのです。

ジュリーは亡くなった直後に、幽界にある、怒りが渦巻く世界に行きました。そこが彼女の心の波動と合っていたからです。しかし、やがてそこから脱け出し、精神体をまとって精神界に行き、さらに原因体をまとって原因界に帰りました。

その後、また準備ができると、この〈魂〉は原因体、精神体、幽体、物質体をまといました。今回の肉体は男性のもので、この体にはジャンという名前がつけられました。先天的に運動失調だったので、ごく小さい時から車椅子の生活を余儀なくされ、やがて医療機関に入れられました。彼はそこで、協調的に生きることも、攻撃的に生きることもできました。

もしもジャンが攻撃的な生き方を選んだ場合、魂の進化にはまったく役立ちません。またしても魂の傾向は改善されないのです。

逆に、もしもジャンが、身体的な不自由にもかかわらず、調和的な生き方を選び、他者のことを思いやり、彼らを勇気づけ、献身的に尽くし、他者を支配しようとしないで彼らの自由を尊重したとしたら、彼は人生に成功したことになります。おそらく、次の転生では、素晴らしい健康に恵まれた赤ちゃんとして生まれるでしょう。

そういうわけで、肢体不自由児の中には、深い思いやりを持つ、勇気のお手本のような子どもがいるのです。もっとも、この話をあまり一般化しすぎないようにしてください。喘息や癲癇にかかった人が全員、まわりの人の関心を引こうとしているわけではないからです。

ある人に当てはまることでも、他の人にはまったく当てはまらないことが多々あることを知っておいてください。また、同じ病気であっても、その原因が異なる場合もあることを思い出しておきましょう。さらに、同じ原因であっても、まったく同じ病気として出現するとはかぎらない、ということも思い出しておいてください。

超医療は、肉体の病気を治すこと自体よりも、むしろ、病気になった人が経験から教訓を学び取り、より高い魂の段階に至れるように支援することを目指しているのです。

だからこそ、超医療のセラピストは即席では作れません。膨大な知識と経験を何年もかけて統合し、愛に満ちた存在とならねばならないからです。**超医療は、体のための科学ではなく、魂のための科学なのです。**

私たちは今、《自己責任の法則》の最初の部分、すなわちこの世で起こることにはいかなる偶然もない、ということを学びました。

あらゆることには理由があるのです。ある場合には、私たちの言動が発する波動によってさまざまなことが引き寄せられます。また、ある場合には、私たちがこの世において教訓を学ばなければならないために、いろいろな出来事が起こってくるのです。

そのことが腑《ふ》に落ちると、私たちは、二度と犠牲者や裁判官になることはできません。

犠牲者になって、「私が悪いわけじゃない」とか、「ただ運が悪かっただけです」などと言うわけにはいかなくなるのです。

また、裁判官になって罪人を探し出し、次のように宣告することもできなくなるのです。

「私が胃潰瘍《かいよう》になったのは彼のせいよ。彼はいつも悪いニュースばかり見るの。だから、そのせいで私は嫌な気分になり、こんなふうになってしまったんだわ」

「私が怒っているのは、あの人のせいです」

「親父のせいで俺の人生はメチャクチャだ!」

「お母さんはちっとも私を愛してくれなかった。そのせいで私は幸せになれないんだわ」

《自己責任の法則》によれば、犠牲者も裁判官も存在しません。あなたは、「自分がこうなったのは、あの人のせいだ」と言って他者を責めることはできません。なぜなら、その人をそのように振舞わせた何かがあなたの中にあるからです。

その人は、あなたの内面を映し出しているに過ぎないのです。ある人は怒りを押し殺し、別の人は怒りを爆発させるかもしれません。しかし、怒りにかられた、という点では二人とも同じなのです。

しかし、そうだからといって、子どもたちが虐待されるのを放っておくわけにはいきません。あるいは、ある人が抵抗できない人に暴力を振るうのを見過ごすわけにもいきませんし、大量虐殺が起こるのを手をこまねいて見ているわけにもいかないのです。

自分の健康や幸福の責任を取らなければならないのはもちろんですが、全体に対しても、私たちは責任を取らなければなりません。

ここで、面白いお話をご紹介しましょう。


ある日、脳と肺と心臓が議論していました。誰がいちばん重要な器官なのかを決めようとしていたのです。まず脳が言いました。「それはもちろん僕さ。だって、命令をするのは僕なんだもの」肺が言い返しました。「でも、酸素がなければ、そもそも君は機能できないんだよ。だから、僕がいちばん偉いんだ」すると心臓が言いました。「僕がいなかったら、酸素は体を回らず、君たちは二人とも窒息してしまうんだよ」それを聞いていた肛門が言いました。「分かった。君たちが仲良くなるまで、僕はしばらく休んでいよう」

つまりこういうことです。私たちの体は全体として機能しており、その中の一部分でもうまく働かなくなると他の部分にも影響が出る、ということなのです。

地球もまた、私たちの体と同じく、一つの体です。したがって、その構成要素である私たち一人ひとりは、地球全体に対して責任があるのです。私たちが、憎しみや恨《うら》み、反感から仲間を傷つけると、私たちの体である地球もまた、その影響を受けます。なぜなら、私たち一人ひとりが地球の細胞であると言ってよいからです。

私たちが、自分自身、また身近な人たちと調和して暮らせば、私たちの体はそれを反映して健康になります。体のすべての細胞が協力して健康状態を作り出すからです。

したがって、結局のところ、私たちの健康と幸福の責任は自分自身にある、ということになります。

さて、この章を終えるに当たって、私は、《自己責任の法則》の第二の部分を強調しておきたいと思います。これは第一の部分に劣らず大切だからです。

私たちが、ある状況なり出来事なりを呼び寄せたのは自分であると認めたとして、次に、その状況や出来事を〈好ましくないこと〉、〈悪いこと〉と見なした場合、そのせいで自分を責めたり、罪悪感にとらわれたりするようになる可能性があります。しかし、そうした状況や出来事を呼び寄せたのは、自分の〈行動〉であって自分の〈本質〉ではない、ということを理解することができれば、私たちは罪悪感にとらわれなくてすむでしょう。大切なのは、そこから教訓を学び取り、自分の魂の進化に役立てることなのです。

つまり、私たちの魂の進化に必要だったから、そうした状況や出来事が生じたのである、と率直に認めることが、自己責任の法則における二つ目の要点なのです。

もし私自身が、直面すべきことにすべて直面しなかったら、きっとこの本を書くことはなかったでしょうし、またこの本を書く喜びも感じることがなかったと思います。

人生においてはすべてが完全なのです。そこでは各人が必要な教訓を学び取れるようになっています。ただし、ある程度の年月が経過しないと、それが教訓だったということが分からないようです。

私たちは、状況や相手を許すことによって、人生に柔軟に対応できるようになります。

すべてが完全であると認めることは、降参することでも、あきらめることでも、努力をやめることでもありません。あきらめたり、反抗したりすることなく、責任を全面的に引き受けて行動することなのです。あきらめるというのは、宿命から逃れることなどできないと考えて、なすべき努力を放棄することです。

責任を引き受けて行動するとは、以下のようなことです。

- 自分が経験したことは自分が作り出した、と認めること。
- 不調和の原因を探り出し、そこから教訓を学び取ること。
- 調和をふたたび作り出すために積極的に行動すること。

このように振舞えば、あなたは、自分の魂を進化させつつ、気分よく勝利を獲得することができるでしょう。

第二章　脳を味方につける

脳とは生体コンピュータであり、すべての病気の責任は脳にある、という簡単な事実が、この情報科学の時代にまだ理解されていないのは、まことに不思議なことであると言わざるを得ない。
――ライク・ゲールト・ハマー博士

そうです、確かに人間の脳はコンピュータにたとえられるでしょう。なぜなら、情報を絶えず受け取り、それらを処理し、蓄積し、他のセンターと通信し合い、さらに命令を送り出しているからです。市場に登場して以来、コンピュータはものすごく進化してきました。同様に、脳も、進化の過程で著しく変化してきました。

この惑星における最初の〈生物〉は、海洋で生まれました。そして、これらの生物は、海から陸に上がり、地上を這《は》って歩くようになりました。それらは、爬虫《はちゅう》類として分類されます。つまり、ワニ、ヘビ、トカゲ、カメなどです。そして、爬虫類から、両生類と鳥類が生じました。

進化の段階における爬虫類の脳が、私たちの脳に〈爬虫類脳〉として残っています。〈爬虫類脳〉

というのは、通常、〈脳幹〉と言われている部分に相当し、本能や反射をつかさどるとされています。

進化はさらに続きます。やがて哺乳類が登場し、脳は、大きさにおいても、能力においても、著しく発達します。この時の脳が〈旧哺乳類脳〉であり、これは、人間の脳では、〈大脳辺縁系〉に相当します。

さらに時間が経ち、〈爬虫類脳〉と〈旧哺乳類脳〉に加えて、左脳と右脳を備えた、〈新皮質〉とも呼ばれる〈新哺乳類脳〉が形成されます。この〈新哺乳類脳〉のおかげで、私たち人類は、この地上で最も優《すぐ》れた動物になったのです。

こうして、頭蓋骨の中に収められた〈爬虫類脳〉、〈旧哺乳類脳〉、〈新哺乳類脳〉のそれぞれの部分が、神経系やさまざまな臓器と協力して、肉体を維持するために重要な役割を果たしているわけです。

新皮質あるいは灰色の物質

新皮質は一五〇億以上のニューロン（神経細胞）からなっており、一つひとつのニューロンが実は一台のコンピュータに相当する力を持っています。この驚異的な力のおかげで、私たちは、環境とのあいだで情報をやり取りし、移動し、無数の情報を蓄積し、そして、その情報を好きな時に使うことができるのです。

新皮質は、左脳と右脳に分かれています。

左脳は、主として、理性的な役割をになっており、読んだり、話したり、数えたり、考えたり、状況を分析したり、関係を作ったりしります。つまり、論理的な思考をつかさどっている器官、すなわち〈男性性〉または〈陽〉に関わる器官だと言っていいでしょう。左脳は右半身を支配しています。

それに対して、右脳は、感情や情動をつかさどる器官です。状況を全体的に把握したり、状況に感情的あるいは感覚的な色彩を付与したりする機能を持っています。想像、直観をつかさどっており、私たちが夢を見るのも、この右脳があるからなのです。〈女性性〉または〈陰〉に関わる器官だと言っていいでしょう。右脳は左半身を支配しています。

左脳と右脳という二つの半球は、脳梁《のうりょう》によって結ばれており、お互いに情報をやり取りしています。

いま、電話が鳴って、私が受話器を取ったとしましょう。この場合、右脳によって、私は、相手の声を認知し、その相手が幸せなのか不幸なのかを知ることができます。一方、左脳によって、その相手と会話をすることができるわけです。

また、私がこの人を知らない場合であっても、右脳によって声の調子を感じ取り、いい感じの人なのか、悪い感じの人なのかを判断します。そして、左脳と右脳の共同によって、私は、この人と会話を続けるべきか、受話器を戻すべきかを決めるのです。

ではここで、〈新皮質〉の役割をまとめておきましょう。

①情報を受け取る。

②左脳によって分析や思考をおこない、右脳によって全体を把握したり、感じ取ったりする。

③色、文字、数や、芸術、科学などに関わる知識やさまざまな事実を記憶する。
つまり、新皮質は知性の座であると言えるでしょう。新皮質の主な役割は判断であり、私たちは新皮質のおかげで、日常生活において選択をすることができるのです。そして、良い選択をするか悪い選択をするかによって、私たちの経験が決定され、その経験を通じて私たちは成長していくわけです。

大脳辺縁系

大脳辺縁系は〈旧哺乳類脳〉または〈感情脳〉とも言われ、新皮質と脳幹のあいだの中継をしています。

大脳辺縁系は、情報処理のあらゆる段階に介入します。たとえば、情報が入ってくる時、新皮質に送るべき情報と、すぐに反応すべき情報とに分けます。行動する際に、大脳辺縁系は、脳幹によって起こされる行動を動機づけますが、この時、脳幹は、自律神経系と内分泌系を通して体の諸器官に働きかけるのです。

行動が完了すると、大脳辺縁系は、新皮質によって与えられた結論と、実行された行動を、感情記憶の領域に収納します。この結論が快適なものとして記憶されれば、それはふたたび採用されますし、不快なものとして記憶されれば、次の機会には回避されることになります。

例をあげてみましょう。「熱いお湯でやけどをした猫は、冷たい水を恐れる」ということわざがフランス語にはあります。これはどういうことでしょうか？　どうして猫は冷たい水を恐れるのでしょうか？（訳注：日本語では、「羹《あつもの》に懲《こ》りて膾《なます》を吹く」が、これに相当する。ただし、フランス語には「お湯」と「水」を区別する単語は存在せず、「お湯」はl'eau chaude［熱い水］、「水」はl'eau froide［冷たい水］と言う）

そこで、次のように想像してみてください。野良猫が、たまたま猫の大嫌《きら》いな人の庭に入り込んだとしましょう。すると、この人は、猫を追い払うために熱いお湯を猫に浴びせかけます。この時、大脳辺縁系で受け取られた情報は、新皮質に送られ、そこで両半球によって処理されます。両半球が出した結論は「お湯（熱い水）＝《イコール》危険」というものでした。したがって、「水＝避けるべきもの」ということになります。

この情報を受け取った大脳辺縁系は、脳幹にある視床下部を刺激し、さらに、間接的に自律神経系と内分泌系を刺激することになります。

その結果、猫の体は、逃げるためのエネルギーを作り出し、また、やけどに順応することになります。この順応によって、生体は、回復または治癒に向かうのです。

また、「水＝危険」という結論は、猫の感情記憶の領域に収納されます（つまり、この猫は、「お湯」l'eau chaudeを浴びせられてやけどをすると、その後、chaude［熱い］かfroide［冷たい］かに関わりなく、l'eau［水］自体を恐れるようになる、というわけです）。

その後、この猫が、今度は水を浴びせられるとします。すると、その時どんなことが起こるでしょうか？　大脳辺縁系には「水＝危険」という記憶が蓄《たくわ》えられています。そこで、大脳辺縁系はただちに、最初に「お湯」を浴びせかけられた時と同じ反応をするように、猫の体に命令するわけです。こうして、視床下部がエネルギーを放出して、猫はやけどしないように素早く逃げることになります。

では次に、例として、私の五歳の時の経験をあげてみましょう。

私の母は、その頃、外で働いていました。母は五時のバスで帰ることになっていたので、私はいつものように祖父母の家の階段に座って、おとなしく母を待っていました。母がバスから降りてくるのを見た私は、彼女が私を抱き上げてくれるのを期待しながら、彼女の方に勢いよく駆けていきました。でも、母は、私がそんなふうに期待していることを知りませんでした。そして、私を喜ばせようと思い、財布から五セントの硬貨を出して私に手渡したのです。私はそれを受け取り、近くにある雑貨屋さんに行って、ポテトチップを買いました。

この時、私の脳ではどんなことが起こっていたのでしょうか？

①**出来事**：私は母親が帰ってくるので、すごく興奮していました。私は、母が私を抱き上げてくれることを期待していました。そのことによって、彼女が私を愛しており、彼女にとって私が大切な存在である、ということを示してほしかったのです。でも、彼女は、私を抱き上げず、その代わりに五セントの硬貨を手渡しました。この経験は、私の新皮質によって受け取られ、次に大脳辺縁系に送られました。その経験に関連する記憶が何もなかったので、大脳辺縁系はその情報を新皮質に送り返

しました。結果、その情報は両半球によって処理されることになりました。

②**処理**：右脳によって、私は状況を全体的にとらえました。その結果生じたのは、失望という感情でした。結論は、「私は失望している」です。一方、左脳によって、私は状況を分析し、こう考えました。「私が欲しかったのはお金じゃない。私はお母さんに抱き上げてもらいたかったんだ」

③**結論**：この経験は快適なものではありませんでした。つまり、避けるべき経験だったのです。そこから出された結論は、「お金＝愛ではない」。

④**行動**：行動の動機づけは、大脳辺縁系からやってきます。私は、失望し、悲しかったので、大脳辺縁系は、何らかの慰《なぐさ》めを探すよう私を動機づけます。

大脳辺縁系から出された動機づけによって、私は雑貨屋さんに行き、母から渡された硬貨で、好物のポテトチップを買います。私の大脳辺縁系は、それから、「お金＝愛ではない」という等式を記憶の領域に収納します。

①**出来事**：「私はお店に行ってポテトチップを買う」という情報は、新皮質の両半球に送られます。

②**処理**：そこで、改めて処理されます。右脳は、「一人でお店に行けるなんて、私はずいぶん大きくなったんだ」と考えます。左脳は、「いつもポテトチップが食べられるわけではない」と考えます。

③**結論**：この経験は快適なものでした。したがって、繰り返されるべきものです。ところが、こ

の経験が、先ほどの「お金＝愛ではない」という記憶と結びつきます。すると、「ポテトチップ＝慰め」という等式が付け加わるのです。

④**行動（または動機づけ）**：したがって、それ以降、私が孤独で悲しいと感じるたびに、私の大脳辺縁系は自動的に、私の視床下部に対して、慰めのためにポテトチップを食べるよう命令することになります。

その後、私は似たような出来事をいくつか経験します。その結果、「お金＝愛ではない」という等式が、「物質＝愛ではない」という等式へと拡大されていきます。

そんな出来事の一つをあげておきましょう。それは、ある年のクリスマスに関わることです。二四日の晩に、母は外泊する必要があったので、二三日に私にプレゼントをくれました。でも、私はプレゼントをくれるかどうかよりも、とにかく母が家にいてくれることを望んでいたのです。そのため、私はまたしても失望して、「物質＝愛ではない」という等式を作り上げることになったのです。

成人してからも、私は似たような出来事を経験しました。夫が、私を幸福にしようとして、私が欲しがっていた物をすべて私にプレゼントしてくれたことがあるのです。しかし、それらの物を買うために、彼は長時間働かなければなりませんでした。その結果、彼は家にいる時間があまりありませんでした。でも、私が本当に望んでいたのは、彼がそばにいてくれることだったのです。つまり、夫が私を愛してくれていると感じるためには、彼が私のそばにいてくれる必要があったのです。ですから、夫が私を愛しているしるしに物をたくさんくれたにもかかわらず、「物＝愛ではない」という等式を信じていた私は、夫が私を愛しているとはとても思えなくなってしまったのです。

胎児の時から私たちがする感情的な経験は、何らかの「結論」を生み出し、その結論は、私たちの大脳辺縁系の感情記憶の領域に蓄えられて、しばしば私たちに不適応な行動を起こさせます。

病院で生まれたある赤ちゃんの例をここで見てみましょう。この赤ちゃんは、九カ月近くをお母さんの温かいおなかの中で過ごしたのち、今まさに生まれようとしています。赤ちゃんが胎内から生まれ出ると、熟練した――しかし、しばしば、やさしさと思いやりに欠けた――腕が、赤ちゃんを取り上げてくれます。急いで一連の検査がされたあと、産着《うぶぎ》に包まれ、他の赤ちゃんたちと並んで小さなベッドに寝かされます。

こうした生まれ方は、新生児に心的外傷を与える可能性があるでしょう。そして、この子が子どもになり、大人になってから、深刻な影響を与える可能性があるのです。というのも、こうした経験は、「分離＝苦痛」という等式をこの赤ちゃんに刷り込むからです。

そのため、他の人がお母さんからこの子を抱き取ろうとするたびに、この赤ちゃんは激しく泣きだすでしょう。大人になってからも、この人は、分離の不安をかかえ持っているため、愛情に依存する人になる可能性があります。

医学は進歩していると見なされていますが、しかし、その進歩が私たちを自然の法則や大切な良識から遠ざけるとしたら、まことに悲しいことだと言わざるを得ません。この赤ちゃんが新しい環境に順応できるまで、お母さんと一緒にいさせてあげることはできないのでしょうか?

インドのような国では、赤ちゃんが生まれてから歩けるようになるまで、ずっとお母さんに接触した状態で育てられますが、こういう国には、うつやノイローゼが見られないと言われています。

では、次に、もう一つ例をあげてみましょう。

①**出来事**：四歳になったジャックは、ある晩、具合が悪くて目を覚ましました。そこで、両親の寝室に行きました。お母さんに助けを求めるためです。すると、お父さんが先に目を覚まして、すごい剣幕でジャックにこう言います。「お母さんを起こしちゃだめだ、疲れているんだから。早く自分の部屋に戻りなさい」

②**処理（両半球で起こること）**：右脳によって、ジャックは、自分は見捨てられた、悲しい、と感じます。そして左脳によって、状況を次のように分析します。「僕は具合が悪いのに、お父さんは僕を叱《しか》った。ということは、僕はお父さんにとって大切じゃないんだ、つまりお父さんは僕を愛していない」ジャックは、とぼとぼと自分の部屋に帰ります。

③**結論**：「僕のニーズに応《こた》えてくれない＝見捨てられた」さらに、次のように考えます。「僕は愛されていない、僕は価値のない、だめな子なんだ」この経験は不快なもの、すなわち避けるべきものとして記憶されます。

④**行動**：ジャックは悲しかったので、大脳辺縁系はジャックに慰めを見つけるよう、うながします。

そこで、小さなクマのぬいぐるみを抱きしめて眠ります。

このあと、ジャックはどうなるでしょうか？

彼は、ふたたび〈見捨て〉を経験することを恐れるようになります。その結果、いつも一人きりで過ごすようになります（なぜなら、最初から一人でいれば、誰からも「見捨てられる」ことはないからです）。また、自分のニーズを表現しなければならない場面になると、すごく控えめにしか表現できないので、まわりの人はすぐにそれを忘れてしまいます。するとジャックは、ふたたび、自分に価値がないから無視されるのだ、と解釈します。つまり、自分は愛されていない、という思いが強化されるのです。

こんなことが起こるたびに、ジャックは疲労感に襲われ、眠くなります。この疲労感は、大脳辺縁系が視床下部に働きかけた結果として生じる――つまり、視床下部は、眠ることによって、ジャックを慰めようとする――のです。

やがて大人になったある日、ジャックは意を決して、婚約者のリンに、自分にとってすごく大切なことを頼みます。「もし可能なら、仕事が終わってから、ある資料を持ってきてくれないかな？　どうしても、今晩、それを検討する必要があるんだ」もちろん、リンは喜んで承諾します。

でも仕事が終わった時、リンは、帰る途中である店に寄って買いものをすることばかり考えていたので、ジャックから頼まれていた資料のことはすっかり忘れてしまいました。八時ごろ待ち合わせの場所に行って、ジャックの顔を見たとたん、リンは書類のことを思い出しました。

するとジャックは、事態に不釣り合いなほどの怒り方をして、リンをどなりつけました。「僕は、これまで君に頼みごとをしたことはない。今回、初めて、勇気を振りしぼって、ちょっとしたことを君に頼んだんだ。それなのに、君はすっかり忘れた。要するに、君にとって僕はその程度の存在でしかない。つまり、君は僕を愛していない、ということだ。よし、それなら、今すぐ別れよう！」

リンはジャックの過剰な反応が理解できません。どうして、ジャックが、そんなに些細《ささい》なことで、それほど怒るのかが分からないのです。しかし、リンがそんなに些細なことと考えたことは、ジャックにとっては生きるか死ぬかぐらいの重大なことだったのです。そのことが、ジャックの過去の経験と共鳴を起こしているのです。

つまり、他人の拒絶ないしは忘却が、ジャックの感情記憶の領域に蓄えられている記憶を呼び覚ましたのです。その結果、「ある人が僕のニーズに応えてくれない＝その人にとって僕は無価値である、つまり、その人は僕を愛していない」ということになるのです。

似たような状況が繰り返されるたびに、ジャックはますます孤立していき、心が麻痺し、やがて、見捨てられたという気持ちにともなう苦しみそれ自体にさえ、気づくことができなくなるでしょう。

感情記憶の領域に蓄えられた「ある人が僕のニーズに応えてくれない場合、その人にとって僕は無価値なのだ」という情報を消去しないかぎり、ジャックは人間関係において問題を引き起こし続けるでしょう。そして、ネガティブな感情をいだき、その結果として、間接的に、自分の気分と健康に害を与え続けることになるのです。

ある状況であなたが激しい感情的な反応を示したとするなら、その状況は、あなたの感情記憶の領域に蓄えられた過去の出来事と共鳴している可能性がきわめて高い。

しかも、こうした問題に関心を持つ心理学者たちの仕事によれば、事態に決定的な影響を及ぼすのは、右脳に生じた情報であるということになります。

自分の反応の責任は相手にある、したがって相手が変わるべきである、と考えることは何の解決にもなりません。というのも、他の人との関係で、似たような状況に直面すれば、また同じ反応をすることになるからです。ですから、相手を変えようとするのではなく、自分の大脳辺縁系に蓄えられた情報を変える必要があるのです。

大脳辺縁系の感情記憶の領域に蓄えられた情報が、あなたの生きづらさや不調、病気の原因なのです。

それでは、ここで、思春期からずっと肥満に悩んでいるキャロルの例を見てみましょう。

彼女の体は、一二歳の頃から、素晴らしい変化を見せ始めました。それまで、彼女の体はまったく貧弱だったのに、見る見る素敵な美少女に変化したのです。お父さんはそんな彼女の美しさをしょっちゅうほめていました。

ある週末のこと。お母さんが、用事のため外泊することになりました。キャロルはお父さんと二人きりです。夜になってキャロルが寝ていると、少しばかり酔ったお父さんがベッドに入ってきました。そして、何も言わずにキャロルの体を撫《な》で回しました。キャロルは恐くなりましたが、何も言うことができません。やがて愛撫が激しくなり、お父さんはついにキャロルと性交してしまいました。

キャロルの部屋から出て行く時、お父さんがこう言いました。「このことは、誰にも言っちゃだめだぞ。もし言ったら、お前が挑発したと言うからな。実際にお前が挑発したんだから」

キャロルは泣き叫びたい気持ちと吐き気を感じていました。

この時、キャロルの脳で何が起こっていたか、また、その影響はどんなものであるかを、詳しく見てみましょう。

出来事はまず、新皮質で受け止められ、次に大脳辺縁系に送られ、ふたたび新皮質に送り返されてきます。キャロルが事態に直面するためです。

ここで注意したいのは、事態への直面は、どちらか一方の半球だけでおこなわれるのではないということです。むしろ、右脳と左脳のあいだで何度も情報がやり取りされた結果、ある結論が下されるのです。それは、たとえば次のようになるでしょう。

右脳：「私は見捨てられた」↓左脳：「お母さんは、私をお父さんと一緒に置き去りにした。私はもう誰にも頼れない」↓右脳：「私はだめな子だ」↓左脳：「悪いのは私だ。私がお父さんを挑発したのだから」↓右脳：「私は恥ずべき人間だ」↓左脳：「私は処女ではなくなってしまった」↓右脳：「私は汚れている。私は自分がすごく嫌いだ」↓結論：「この経験は不快だ、だから避けるべきだ」「美しい＝人を挑発する、だから、人から性的虐待を受ける」この結論が記憶されます。

相手を挑発したことによる罪悪感を感じないようにするために、さらに、その相手から性的虐待を受けないようにするために、大脳辺縁系は、キャロルが、「君はきれいだね」という言葉を聞かないですむような方策を立てます。それには、キャロルの体を「きれい」とは反対の状態にすればいいのです。キャロルの脳には、太っていれば美しくない、という刷り込みがなされています。そこで、大脳辺縁系は、彼女を守るために、視床下部に対して、水分と脂肪をため込むように指示しました。キャロルの体重は二五キロも増えましたが、それでもキャロルは「きれいだね」と言われ続けました。そして、キャロルが「きれいだね」と言われるたびに、大脳辺縁系は、視床下部に向かって脂肪をさらに蓄えるように命令し続けたのです。

そんなわけで、いくらダイエットしようとしても、キャロルはちっともやせることができなかったのです。彼女が数キロ体重を落とすと、まわりの人が彼女に「きれいだね」と言います。そうすると、彼女の体重は、自動的に、それまで以上に増えるというわけです。というのも、彼女の感情記憶の領域には、「きれい＝性的虐待＝罪悪感」という等式が保存されているからなのです。

大脳辺縁系の役割は、私たちが不快と感じる経験を二度と繰り返さないようにすること、そして、私たちが快適と感じる経験を繰り返すようにすることです。それは私たちが生き延びるために必要だからです。

ところが、大脳辺縁系は、根本的な問題をかかえています。それは、一度、ある情報が蓄積されると、その後、それを自動的に実行し続ける、という点です。大脳辺縁系は、情報を客観的に検討して訂正することができないのです。

では、問題を分かりやすくするために、別の例をあげてみましょう。

シルヴィは、家族から見捨てられるという経験をしたあとで病気になりました。すると、その彼女を見捨てたはずの家族が懸命に世話をしてくれたのです。そこで、彼女の大脳辺縁系には、「病気＝愛と関心を与えられる」という等式が蓄えられます。

その結果として、彼女が見捨てられたと感じるたびに、大脳辺縁系は視床下部に命令を与えて、彼女を自動的に病気にします。そうすれば、人の世話（愛と関心）が得られるはずだからです。

ですから、不調、病気、不安、苦悩、屈辱感、拒絶されたという気持ち、無力感などから解放されるためには、その原因となった記憶を呼び起こして、それを消去しなければならないのです。

では、具体的にはどうすればいいのでしょうか？　それには、以下のワークを試してみてください。

まず、リラックスした状態に入ります。

そして、その状況が起こった当時まで時間をさかのぼります。

何歳の時だったでしょうか？　どんな状況だったでしょうか？

その時の場所、交わされた言葉、おこなわれた動作、感じ取った気持ちなどを、ありありと思い出してください。目の前に見えるかのように思い出しましょう。

そしたら、その状況をふたたび生き直して、本当は言いたかったのに言えなかった言葉を口に出してみてください。

それは、そのとき求めていたもの、または、失望、悲しみ、怒り、あるいは、嫌悪感、憎しみであるかもしれません。

さらに、その時あなたと関わっていた人に、なぜそのように振舞ったのか、本当は何が言いたかったのかを聞いてみましょう。

もしかすると、相手は、「自分が悪いことをしているのを自覚していなかった、今はそれを反省している、どうか許してほしい」と言うかもしれません。

このワークの狙いは、あなたに害を及ぼす「等式」を、あなたのためになる「等式」に変えることです。では、先ほどの、私がお母さんの帰宅を待っていた例を、もう一度、取り上げてみましょう。

私は、五歳の時の状況まで時間をさかのぼります。バスが近づいてくるのが見えます。バスは停まり、ドアが開きます。私は、母が私を抱きしめてくれるのを期待しながら、母の方に駆けていきます。母は財布を開け、五セント硬貨を取り出して私に渡します。

その時、五歳の私が次のように言うのが聞こえます。「ママ、私が欲しいのはお金じゃないの。私を抱きしめて！　私はママの愛が欲しいの！」

すると、母が私に言います。「クローディア、このお金はね、私の仕事の結果なのよ。つまり、私のあなたたちに対する愛を表わしているの。あなたたちを愛しているから、ママは仕事に行って、お金を稼いでいる。それは、愛するあなたたちに、食事をさせ、着るものを買い、お菓子を買ってあげるためなの」

すると五歳の私が言います。「でもね、ママ、私はやっぱりママに抱きしめてほしいの」

母が言います。「分かったわ。じゃあ、両方あげましょう」

そこで、五歳の私は母の腕の中に飛び込みます。

もちろん、これは、私が五歳の時に実際に起こったことではありません。しかし、大事なことは、**大脳辺縁系は〝現実〟と〝想像〟を区別しない**ということです。「何を感じたか」が大脳辺縁系にとっては重要なのです。私が想像したことを、私が本当のこととして受け止めれば、大脳辺縁系もまたそれを本当のこととして受け入れるのです。

その時、自動的に、等式が次のように変化します。「お金＝愛ではない」から「お金＝それを稼ぐ人の私に対する愛」へ。さらに私は、新たな等式を作り出しました。「私がニーズを表現する＝相手はニーズを満たした上で、さらに私のために何かしてくれる」

私が、「お金＝愛ではない」という等式を大脳辺縁系の中に持ち続けるかぎり、私が「お金（物質）」と出合うたびに、私はその「お金（物質）」を避ける、という反応をすることになります。したがって、経済的な成功を手に入れそうになるたびに、私は、わけが分からないまま何らかの失敗をすることになるのです。あるいは、私の愛する男性が私にいろいろと贈りものをしてくれる場合、それは彼が私を愛していないしるしだということになり、私は彼から遠ざかるでしょう。

さらに、「ポテトチップ＝慰め」という等式がありますから、私は、悲しくなるたびにポテトチップを大量に食べて、自分を慰めることになるでしょう。ポテトチップのような体に悪いジャンクフードを繰り返し食べるので、私は体調を悪くして太り、ますます苦しみの中に落ち込んでいきます。

ある人たちは、タバコに慰めを見出すでしょうし、またある人たちは、特定の食べものやセックスなどに慰めを見出すでしょう。


問題に直面せずに、その場しのぎで自分を慰めている限り、あなたが苦しみから解放されることはない。

五歳の時、私は母に、抱きしめてくれるように頼みさえすればよかったのだ、ということに思い至った時、私は、さらに次のことにも気づきました。すなわち、感情的な牢獄から解放されるためには、ポテトチップで自分を慰めることをやめて、私を受け入れてくれる人に自分の苦しみを打ち明け、つらい気持ちにきちんと向き合えばよかったのだ、ということです。苦しみを抑圧することをやめればいいのです。そうすれば、私たちは苦しみから解放されるのです。

何かを強く抑圧すれば、それは、やがていつか、表面に噴き出してくる。

私が、「お金＝愛ではない」という等式を、「お金＝愛」という等式に変えれば、私は男性からの贈りものを好きなだけ受け取れます。しかもそれらの贈りものは、男性からの愛であると感じることができるのです。

この例を見て、あなたは、なるほど問題は単純で簡単だ、と感じたかもしれません。しかし、問題は単純ですが、けっして簡単ではないのです。たとえば、もしあなたが、感情を凍りつかせ、感じないようにするために、左脳に頼るタイプの人だとすると、感情記憶の領域に蓄積された状況を変容させることは、かなりの難事業となるでしょう。

ある人たちは、当時の激しい感情をもう一度感じるくらいなら死んだ方がましだと思うでしょう。そんな人たちは、自分を守るために、記憶を完全に封じ込めてしまっています。そんな記憶を表面意識に浮かび上がらせることは、それほど簡単なことではありません。しかし、そこにこそ、多くの病気から癒される〈鍵〉があるのです。

あなたに苦痛を与える状況から逃げることによって、あなたは、同時に、あなたを解放する当のものから逃げているのです。

ネガティブな記憶から解放されるために、セラピストに支援を求めるというのも一つのやり方です。もし、あなたがそのセラピストを深く信頼しており、セラピストから支えられていると感じていれば、解放のプロセスは素晴らしいものになる可能性があるでしょう。

しかし、とにかく信頼が大事であるということを繰り返し述べておきます。というのも、危険に対する不安があると、大脳辺縁系は自動的に閉じてしまうからです。大脳辺縁系は、私たちの生存をおびやかすあらゆるものに対して反応する、ということを思い出しておきましょう。

もし、あなたが、つらい失恋をして、「愛＝苦しみ」という等式を作ってしまった場合、その後、人を愛そうとするたびに、あなたは、愛情関係を深めることへの恐れを感じることになります。あるいは、愛が深まるにつれて、二人の関係が壊れることをひそかに願うようになるはずです。そして、大脳辺縁系が、忠実な部下である視床下部を従えてあなたの恋愛に介入してくるでしょう。そうすると、あなたはわけもなく感情を爆発させたり、心を閉ざしたりして、二人のあいだに葛藤を作り出してしまうのです。

感情記憶の発見は、私の人生における最も素晴らしいプレゼントの一つでした。なぜなら、感情記憶にこそ、人間関係において問題や葛藤を引き起こすプロセスからの解放の鍵が、ひそんでいたからです。

視床下部は脳における体の声の代弁者

視床下部は、大脳の左右両半球のあいだに位置しており、多くの神経経路が出入りしています。自律神経系と内分泌系をコントロールする上位の中枢であって、それらの系に対し、神経ホルモンを媒介として働きかけます。それらの神経ホルモンは、さらにさまざまなホルモンを放出させるのです。

視床下部がどのように機能をするかを理解するのはとても大切なことです。というのも、視床下部は私たちのさまざまな器官の働きに、とても大きな影響を与えているからです。

視床下部は自律神経系を支配していますが、自律神経系はそれぞれの内臓のあいだの関係を調整し、また、植物性機能や反射機能を調整しています。つまり、私たちの意志から独立した機能を担当しているのです（たとえば、呼吸、血液の循環、消化、細胞の再生など）。その目的をとげるために、自律神経系は、交感神経と副交感神経を使います。

交感神経は、私たちを覚醒と闘争の状態に置くために、私たちに刺激を与える役目を果たしています。私たちが活発に動いているあいだ、私たちが仕事に従事できるように、反射機能をになっているのです。ストレスを与えるような状況に私たちが置かれた時に介入してくるのも交感神経です。

それに対し、副交感神経は、休息と回復の機能を刺激します。したがって、私たちが寝ているあいだに活発になるのです。副交感神経は主として、アセチルコリンというホルモンを放出します。このアセチルコリンが、涙や唾液の分泌をうながし、目の虹彩の収縮を引き起こし、心臓の鼓動を遅くし、胃液の分泌をうながします。さらに消化作用を活発にし、腸内における食物の通過を容易にし、膀胱《ぼうこう》の括約筋に働きかけ、また、気管支を収斂《しゅうれん》させます。

自律神経のどちらかが活発になりすぎると、さまざまな症状が引き起こされます。たとえば、交感神経が活発になりすぎると、不眠、体重減少、食欲不振、血圧上昇、ノイローゼなどが引き起こされるでしょう。ストレスにさらされていると、しばしばそういう状態になるものです。

逆に、副交感神経が活発になりすぎると、体が回復モードに入るため、物憂《う》い感じ、エネルギーの欠乏、休息や睡眠の必要、食欲増進、血流の増加、血圧の低下などが引き起こされます。

また、ある種の食物や薬物を摂取することにより、交感神経か副交感神経のどちらかが活発になることがあります。

一方で、視床下部は、内分泌系を支配しています。つまり、各種の分泌腺に働きかけて、血液の中に直接、分泌物を放出させるのです。そうした分泌腺としては、甲状腺、副甲状腺、副腎、性腺（卵巣や睾丸）、脳下垂体などがあります。特に、最後の脳下垂体は、他の腺に指示を出すので、最も重要な腺であると考えられています。

このように視床下部は、主として〝執行者〟としての役割をになっています。視床下部は分析しませんし、自分の出す命令がいいものかどうかを判断しません。ひたすら〝執行〟するだけなのです。

――視床下部が執行者であるとすれば、私たちはその執行者を、自分にとって有利にも、不利にも使うことができるのですか？

そうです。私たちが眠っている時、リラックスしている時、あるいは物憂かったり疲れたりしている時、私たちは副交感神経が優位な状態にあります。こんな時、ある言葉を聞かされると、視床下部はそれらの言葉を文字通りに実行するのです。

よく知られた例をあげてみましょう。ある人をいま催眠状態に導いたとします。そして、その人の腕の上に硬貨を置き、その硬貨は真っ赤に焼けていると暗示するのです。すると、何分もたたないうちに、腕のその部分が赤くなり、やがて火ぶくれができるでしょう。

催眠のプロたちによれば、暗示を効果的にするには、暗示の内容がシンプルで、明確なイメージをともなう必要がある、ということです。

そのような暗示を与えられた場合、それは大脳辺縁系の検閲を受けないで、ストレートに新皮質に届きます。そして、新皮質は真っ赤に焼けた硬貨が腕の上に置かれた、と認識するのです。すると、新皮質は自動的に次々と命令を出し、それを受けた視床下部が組織に反応を起こさせるのです。

——治癒の過程で、ビジュアライゼーション（視覚化）は、視床下部に働きかけることができますか？

できます。ただし、いつもではありません。そのことを考えるために、二度の別れを経験したあとで体重が一挙に増えてしまった女性を例にあげてみましょう。この女性は、太った自分が嫌だったので、どうすればやせられるかをセラピストに相談しました。

セラピストは、この女性に、やせていた頃の写真を見て参考にしながら、やせている自分をビジュアライゼーションするように言いました。彼女はその通りに一生懸命ビジュアライゼーションしました。すると、さらに体重が増えてしまったのです。これはいったいなぜでしょうか？

実は、その写真は、彼女が結婚生活を送っていた頃のものだったのです。最初の結婚も、二度目の結婚も、うまくいきませんでした。最初の結婚では、夫が何年ものあいだ浮気をしていたことが分かりました。その状況に耐えられず、彼女の方から離婚を切り出したのです。二度目の結婚では、別の女性を好きになった夫の方が、彼女に離婚を切り出しました。

この二度の経験を通じて、彼女の感情記憶の領域に、「男性との関係＝苦痛」という等式が作られました。

彼女の体重の増加は、大脳辺縁系による自己防衛でした。というのも、大脳辺縁系は、体重が増えれば男性は寄ってこないだろう、と考えたからです。ですから、写真を見て、彼女がやせているイメージを思い浮かべれば思い浮かべるほど、大脳辺縁系が反応し、彼女を守るために、もっと太るようにという命令を出したわけです。

ここで、「男性との関係＝苦痛」という等式の前に、「やせる＝男性を引きつける」という等式があったことを思い出しておきましょう。

この女性が写真を見て、やせている自分をビジュアライゼーションすると、「やせる」→「男性を引きつける」→「男性との関係ができる」→「苦痛」というつながりが生じます。

そこで、この避けるべき状況を避けるために、大脳辺縁系が視床下部に働きかけて、内分泌系を活発にし、その結果、各種の腺がホルモンを分泌して彼女を太らせ、かつ太った状態を維持するようにしたのです。

ただし、繰り返し与えられた情報が視床下部に届くことがあります。広告宣伝やテレビのCMによる暗示は、繰り返されることによって、ついにその力を発揮するようになるでしょう。同様に、私たちが自分に対して同じことを繰り返し言い聞かせれば、それはやがて力を発揮するようになるのです。

ここで、例をあげてみましょう。

ある父親が、自分の娘の病気が治るのなら自分の右腕がなくなってもいいと、会う人ごとに向かって言っていました。やがて、娘の病気が治ったことが確認されました。すると、工場の機械の歯車に巻き込まれて、その男性は右腕を失ってしまったのです。

また、私の娘カリーナは、何かが彼女の注意を引いた時、Ça m'a frappé. と言っていました。これは、「それが、私に強い印象を与えた」という意味です。ただし、フランス語の frapper という動詞には、同時に、「殴る」という意味もあるので、Ça m'a frappé. は「それが、私を殴った」という意味にもなります。彼女は、そのことを意識することなく、繰り返し、Ça m'a frappé. と言っていました。

そして、ついにある日、彼女は、友だちと通りを歩いていた時、いきなり暴漢におそわれ、顔を殴られたのです。常日頃、私から、《自己責任の法則》について聞かされていた彼女は、どうして自分がそんな目に遭ったのか、自分のどこがまずかったのか、じっくりと考えてみました。

そして、彼女が Ça m'a frappé. という表現をしょっちゅう使っていた、ということを私が指摘した時、彼女はその出来事の原因をただちに理解したのです。それ以来、彼女は、何かが彼女の注意を引いた時、Ça m'a rejoint.「それが、私と一緒になった」と言うようになりました。

言葉の繰り返しがどれほど大きな力を持っているかということが、よく分かったと思います。ですから、私たちは、意識的に、自分に害を及ぼすような言い回しを避け、自分にとって有益な言い回しを多く使うようにしましょう。

このことに関しては、第四章でさらに詳しく扱いたいと思います。

視床下部への暗示の力

ここまで、私たちは、視床下部が副交感神経に対して働きかける時のことについて論じてきました。そこで、ここからは、視床下部が交感神経に働きかける時にどんなことが起こるかについて、見ていきたいと思います。

一般的に、私たちがある仕事をしようとして熱意に燃えている時、交感神経が活発に働き始めます。その場合、交感神経が、私たちに、仕事を遂行するためのエネルギーを与えてくれるのです。

一日じゅう仕事をしたあとで、まだやるべき仕事が残っている場合、夜遅くまで私たちが起きていられるのは、交感神経が活発に働いているからです。こんな状態を、私たちは、生産性ストレスと呼ぶことがあります。

生産性ストレスは、私たちに、想像を絶する成果を上げさせることがあります。よく知られている古典的な例として、子どもが車にひかれた時に、子どもを助け出すために母親が車をたった一人で持ち上げてしまった、というのがあります。こんな例をどうやって説明すればいいのでしょうか?

これは、子どもを助けたいという非常に強い感情が視床下部を通して交感神経に働きかけ、交感神経が副腎に作用してアドレナリンを大量に放出し、超人間的な快挙を可能にした、ということなのです。しかし、視床下部があまりにも強力に働くと、私たちに死をもたらすこともありうるのです。同じく、よく知られた古典的な例をあげてみましょう。

あるエンジニアが、列車の冷凍車両に閉じ込められてしまいました。しばらくたってから、同僚の鉄道員たちがその車両のドアをこじ開けた時、エンジニアはドアのすぐそばで、凍死した状態で発見されました。そして興味深いことに、そのエンジニアは、死に至る数時間のあいだの体の変化を、詳しく紙に書き残していたのです。しかし、大きな謎が一つ残りました。それは、その車両の冷却装置は切られていた、ということです。そのエンジニアは、室温二〇度の中で「凍死」していたのです。

いったい彼に何が起こったのでしょうか?

そのエンジニアが、走り続ける冷凍車両に閉じ込められた時、おそらく彼は、「このままでは凍死してしまう!」と考えて、ひどいパニックに襲われたのでしょう。この強い感情が視床下部に強力に働きかけた結果、体からは低温にさらされているというフィードバックがないにもかかわらず、このエンジニアは事実上「凍死」することになったのです。

恐怖、怒り、悲しみなどの強い感情が、私たちの体に生理的な変化を生じさせ、器官を痛めたり、健康を害したりすることが実際にあります。ある情報を得て強い感情をいだけばいだくほど、視床下部の反応の結果は激しいものになるでしょう。

視床下部が自律神経を通してどのように体に働きかけるかを知るために、もう一つ例を見てみましょう。自律神経は、交感神経と副交感神経という二つの神経系からなっており、その両者を通して肉体を支配します。

ある女性が、乳房にしこりを見つけました。病院に行くと、医者は彼女に乳房のX線検査を受けさせ、二週間後にまた来るようにと言いました。それに続く日々、このしこりは彼女をものすごく不安にさせます。そして、しょっちゅう次のように考えました。「もしガンだったらどうしよう。お母さんも乳ガンで死んだし、伯母さんもそうだった……」考えれば考えるほど、不安がつのります。

不安のために交感神経が優位になり、その結果、心臓がドキドキし、食欲はなくなり、夜も眠れなくなりました。

それから、再診の日がやってきました。彼女は、診断を聞くために病院に行きます。医者が検査の報告書を見ながら言いました。「これは脂肪の小さなかたまりで、まったく問題ありません」

彼女は安心してため息をつきます。すると、副交感神経が優位になり始めました。彼女は、食欲を取り戻し、休息を取りたくなりました。心臓もゆったりと打ち始め、こうして彼女の体は、元の健康な状態に戻ったのです――。

ここで、さらに、別の可能性を見てみましょう。

再診の日に、大きなストレスにさらされた状態で病院に行くと、医者が検査の報告書を見ながら言いました。「最悪の事態です」彼女は息が止まるほど驚きました。医者は付け加えました。「二四時間以内に入院してください。ただちに手術をおこないます」

ここしばらく交感神経が優位だったのに加えて、恐るべき告知があったため彼女は耐えられないほどのストレスを感じました。診察室を出ると、心拍数が急速に上がり、強烈な吐き気に襲われ、このまま気絶するかもしれない、と感じました――。

視床下部への暗示の仕方で、体の状態に及ぼす結果がこれほど違うのです。フランスのエミール・クーエはこの効果を利用して、クライアントに次のように繰り返すことを勧めました。「私はますます良くなりつつあります」

では最後に、人間の脳の機能について、まとめておきましょう。

①ある状況が生じる（言葉が発せられる場合も含む）。すると、大脳辺縁系は記憶にある過去のデータをもとにして、その情報にフィルターをかける。

②その情報は（A）新皮質に送られ、そこで両半球によって照合される。

あるいは、（B）大脳辺縁系に留め置かれる。

もし、留め置かれた情報が、感情記憶の領域に蓄積されているデータと共鳴したならば、大脳辺縁系はただちに反応して、その状況に対して最適と考えられる行動を取るように命令を出す。

しかし、その行動が、本当にその状況に対して最適であるとは限らない。大脳辺縁系は、限られた過去のデータに基づいて判断するだけだからである。

ここで、「水＝危険」というデータを感情記憶に蓄積した例の猫のことを思い出してみよう。この猫は、ちょっとでも水をかけられたら（それがぜんぜん熱くなくても）、あせりまくって逃げ出すだろう。「危険である」と大脳辺縁系が判断したからである。

私たち人間もまったく同じである。私たちは恐怖を感じると、その状況に対して実に不適切な行動をする。まったく必要がない状況で、私たちはこれまでどれほど過剰な自己防衛をしてきただろうか。

③新皮質に送られた情報は左右両半球によって照合される。右脳は、感覚的・全体的に情報を扱う。左脳は、論理的・分析的に情報を処理する。どちらの半球が支配的になるかは、送られてきた情報による。情報が感覚的なものであれば、まず右脳が反応するだろう。情報が理性的なものであれば、まず左脳がそれを扱うだろう。

④左脳と右脳で情報がやり取りされて照合された結果、ある結論が出され、その結論に基づいて、大脳辺縁系が、外界に対して行動するように、そしてその行動に体が対応するように、次々と命令を出す。

⑤大脳辺縁系がその経験から得た結論を記憶する。もし、その経験が快適なものであれば、大脳辺縁系はそれを繰り返されるべきものとして記憶する。逆に、もし、その経験が不快なものであれば、大脳辺縁系はそれを避けるべきものとして記憶する。さらに、その時の行動も合わせて記憶する。その結果、ふたたびに似たような状況に直面すると、同じ行動を繰り返すことになる。

⑥大脳辺縁系から出された命令は、視床下部によって、自律神経系と内分泌系を通して実行される。自律神経系と内分泌系は、細胞、組織、器官に働きかけて、体を順応させる。

また、視床下部は、あらゆる瞬間に、脳の他の部分に対して、体がその時点でどのような状態にあるかをフィードバックする。そのために、このフィードバックを、脳に対する〈体の声〉と呼ぶ。この〈体の声〉に基づいて、行動が選択されるのである。たとえば、私の体に糖分が不足すれば、それが脳にフィードバックされて命令が出され、その命令に基づいて、視床下部が体にスイッチを入れる。するとと、私は、甘いものを食べたくなるのである。

視床下部から命令を受けた自律神経系と内分泌系が、体を順応させるための活動をおこなうことができない時、ある種の混乱が起こり、その結果、生体の健康が深刻におびやかされることもありうる。たとえば、回復期にある人に、つまり、副交感神経が優位になっている人に対して、ストレスを与えて体力を消耗させるような検査を次々とおこなったらどうなるだろうか？　おそらく、そうとう健康状態が悪化するはずである。したがって、脳の機能をよく知ることによって、私たちは、健康のためにも、幸福のためにも、より効果的な行動をとることが可能となるのである。

【脳の働き】

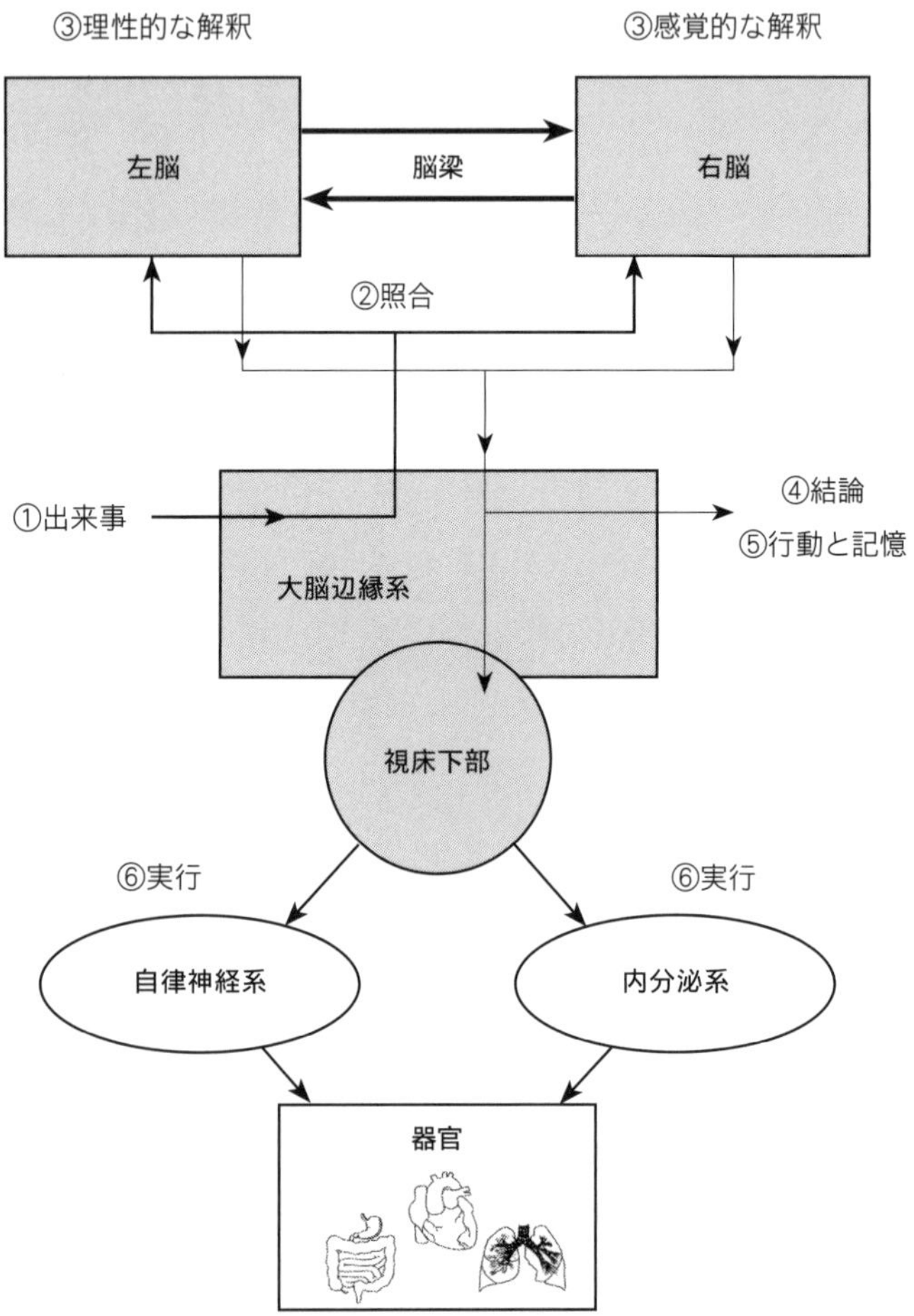
③理性的な解釈
③感覚的な解釈
左脳
脳梁
右脳
②照合
①出来事
④結論
⑤行動と記憶
大脳辺縁系
視床下部
⑥実行
⑥実行
自律神経系
内分泌系
器官

第三章　病気を「理解」してあげよう

治癒を目指すあらゆる関係において、最も重要なのは、あらゆる形態をとり得る、けっして手で触ることのできない〈愛〉である、ということを知ってください。医者は、愛の運び手、愛の乗りものになる必要があります。愛こそが、結びつけ、癒し、力づけ、生まれ変わらせ、奇跡を実現するからです。可能性を探り、しかも安易に楽観しない、これが、医者のなすべきことです。しかし、可能性から出発しながらも、未来に光を投げかける必要があります。希望という名の光を。

――カール・メニンガー

私たちの世界がさまざまな波動からできた広大な海であり、私たちの感覚器官はその波動のごく一部分しか感じ取ることができない、ということはすでに見たとおりです。しかし、同時にまた、その広大な海は、私たちにさまざまな影響を与えていることも事実です。私たちが、自分の健康と幸福を守りたいのであれば、そうした海からの悪《あ》しき影響を避ける方法を知らなければなりません。

私たちは、ごく幼い頃から、さまざまな影響にさらされてきました。最も大きな影響を与えるのは、私たちが信頼する人々、すなわち、両親、聖職者、先生たち、お医者さんなどでしょう。なにげなく発せられた言葉が、幼い私たちに対し、肉体的また心理的に、どれほど大きな影響を与えたことでしょうか。しかも、そうした影響は、大人になっても消えないのです。

たとえば、私が幼い頃、ある人が、私に対して次のように言いました。「あなたのお父さんは心の病気なのよ」そして、別の人が私にこう言いました。「あなたはお父さんにそっくりね」

そこで、私は、無意識のうちに、私もきっと心の病気なのだろうと思っていました。

この思い込みから自由になるのは、本当に大変でした。そのためには、私の意識が目覚める必要があったのです。

シルヴィの叔母さんは広場恐怖症でした。シルヴィのおばあさんは、シルヴィがどれほど叔母さんに似ているかを繰り返し言い聞かせました。食事の仕方も、気晴らしの仕方も、一人きりでの時間の過ごし方も、精神病院に入っている叔母さんにそっくりだと言うのです。

叔母さんは時々、病院からおばあさんの家に戻ってきました。シルヴィは、様子のおかしい伯母さんを見ると、不安でたまりませんでした。でも、自分が叔母さんによく似ているとおばあさんから言われていたので、そのうち自分も叔母さんのようになるのではないかと、ひそかに恐れていました。

そして、ついにこの恐れが実現して、シルヴィは広場恐怖症のあらゆる兆候を示すようになったのです。私が彼女に初めて会った時、彼女はパニック状態でした。しかし、彼女にとって問題だったのは、実は、広場への恐怖ではなく、精神病になることへの恐怖だったのです。それが、広場恐怖症の兆候のように見えていただけだったのです。

ジルベルトがまだ小さかった頃、彼女のお母さんは、誰かに会うたびに、ジルベルトは体が弱くて病気がちだ、まったく手のほどこしようがない、と繰り返し言い続けました。そのために、ジルベルトは、次から次へと病気にかかりました。

やがてジルベルトは結婚し、子どもを三人生みました。そのうちの一人（男の子）がひどい喘息になりました。医者は、ジルベルトに、この病気は一生治らない、だから一生のあいだ薬を飲み続けなければならない、と言いました。でも、ジルベルトはその診断を受け入れませんでした。そして、必ず治ると息子を励まし続けたのです。その子は、やがて完全に喘息から解放されました。

しかし、息子に対してはポジティブに接することができたのに、自分に対してはそうすることができませんでした。そのために、相も変わらず病気の問屋のような状態でした。やがて彼女は、多発性硬化症にかかりました。お医者さんからは、いずれ体が動かなくなって、車椅子の世話になるだろう、と言われました。いろいろと努力したにもかかわらず、ジルベルトの体はだんだん動かなくなっていきました。

息子の方は病気から解放されたのに、どうしてジルベルトはそうならなかったのでしょうか？　その答えはとても簡単なことです。ジルベルトは、感情記憶の領域に、お母さんから言われ続けたこと――つまり、自分は体が弱くて病気がちであるということ――を、しっかりと記憶していたのです。

やがて、ジルベルトは、自分が心にどんなプログラミングをしているかを自覚するようになりました。そして、お母さんの言葉の背後に、ジルベルトが病気になることを恐れる「愛の心」があったということに、はっきりと気づいたのです。また、自分で病気を作り出したのだから、自分で病気を治すこともできる、と確信するに至りました。

もちろん、ジルベルトはその後とても健康になり、幸せに人生を過ごしました。

シャルルは、アルコール依存症に加え、行動面に問題がありました。そのため彼は、上司から勧められて精神科に行きました。そして、心理テストを受け、その結果を聞きに行く時に、妻のエリーズについて行ってもらったのです。この精神科医は、言葉に無頓着な人で、シャルルにいきなりこう言いました。

「まことに遺憾なことですが、あなたは重大な精神的欠陥をかかえています」

それから、エリーズの方を向いてこう言ったのです。

「奥さん、私があなただったら、このご主人と離婚して、他の男性と人生をやり直すことを真剣に考えますよ」

それを聞いてシャルルが叫びました。

「なんだって!?」

シャルルは怒って診療室を出ました。その後、彼は飲酒をやめました。しかし、自分が重大な精神的欠陥をかかえ込んでいることに思いを集中し続けました。そして、さっさと他の男のところに行けと、しょっちゅう奥さんを責めたのです。

そんなわけで、シャルルは奥さんと離婚しましたが、その後も、女性との関係が深まるにつれ、相手を自分の問題に巻き込むのを恐れて、関係を破壊し続けました。当然、生きるのがつらくてしかたありませんでした。

彼が必要としていたのは、「精神的欠陥を持っている」と決めつけられることではなく、生きづらさからの解放へ向けての指導と励ましだったのです。

癒しに至るためには、まず、不調や病気の原因を探る必要があります。原因が分かれば、癒やしの方法もおのずと明らかになるでしょう。そして、有効であることが分かれば、どんな方法を使っても大丈夫です。癒やしに至る方法は一つとは限りません。

たとえば、私が、体に合わないデスクを使って、数時間、原稿を書いたとしましょう。そうすると、どこかの筋肉が痛くなるはずです。この場合、痛みを治すには、クリーム、湿布、マッサージなど、いくつかの方法があるでしょう。

あるいは、病気で胆嚢《たんのう》をなくした人の場合、しばしば便秘に悩まされる可能性があります。というのも、胆汁が腸の収縮を調整する役割をになっているからです。この場合でも、ハーブや食物繊維など、選択肢はいくつもあるはずです。

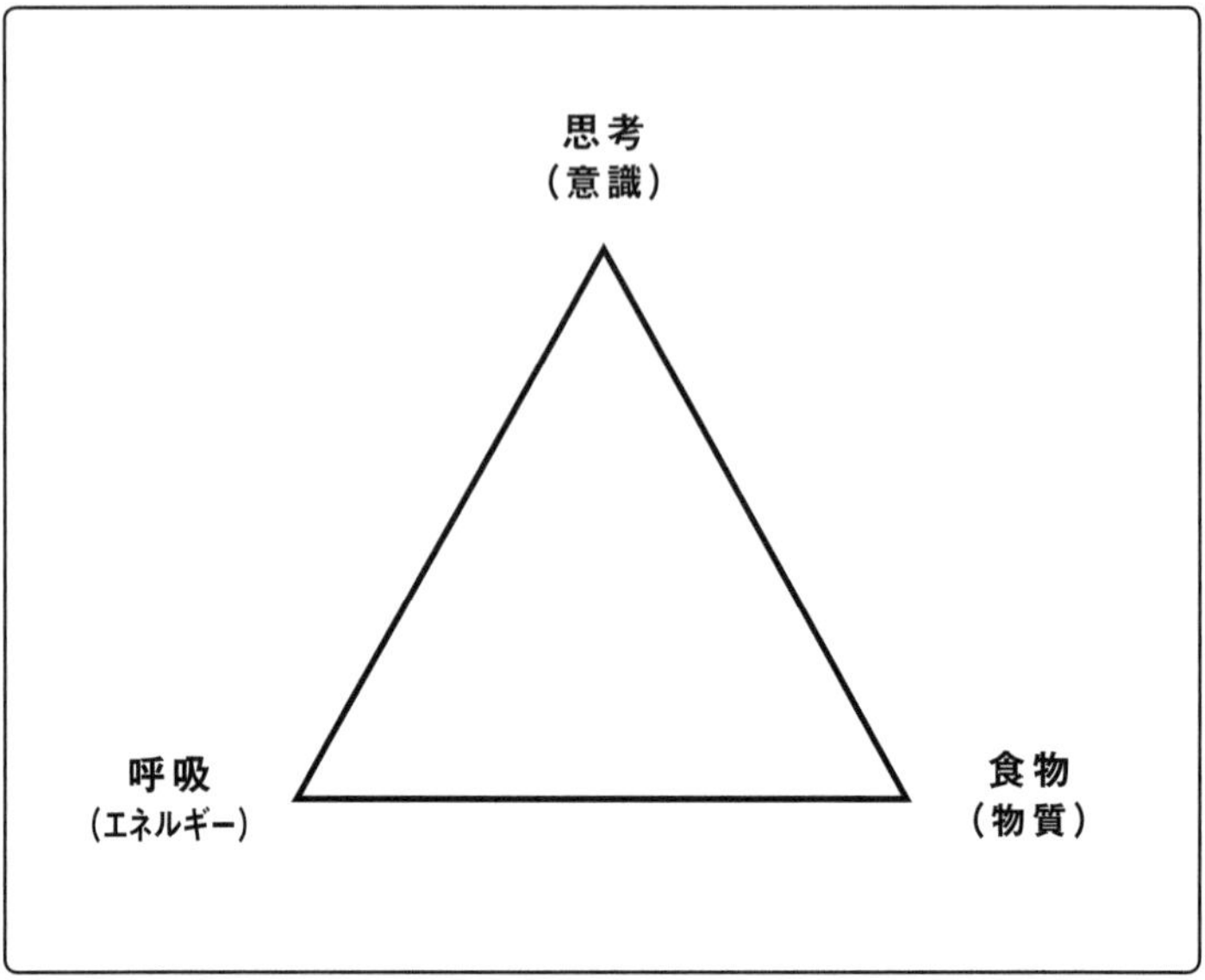

また、頭を使いすぎたり、体を使いすぎたりしたために、あるいは感情的に興奮したために、エネルギーがなくなってしまった場合、エネルギーを回復するには、気功やレイキなどを使う方法もあるでしょう。

使い方さえ間違わなければ、どんな療法でも有効なのです。上図のように、すべての要素が関連しているからです。

体調をよくするために食事（物質）を変えようと思った人が、同様にエネルギーや意識の面に働きかけることも可能です。たとえば、ヨガを習って呼吸を変えたり、レイキなどのエネルギー療法を受けたりすれば、その結果として、無意識のうちに食事の仕方が変わったり、意識のレベルが上がったりすることもあるでしょう。

逆に、意識に働きかけることによって、自分の波動に変化が生じ、その結果として、物質面に変化が生じることもあります。そして、食生活に変化が生じ、行きつけの場所が変わり、人生のあり方そのものが変わるということもありえます。

要するに、方法は何でもいいということです。大切なのは、意識のレベルが上がり、不調や病気といった不快な面が消えることなのです。人生を統御し、健康になり、幸福になることが大事なのです。

現代医療においては、診断と治療という二つの面が著しく発達しました。一方で、X線、MRI、エコーといった画像による効果的な診断が可能となったため、現代医療は実に詳細に病気を分類するようになりました。他方で、体の各組織、各器官への介入の方法もますます効果的になってきています。たとえば、レーザーによる手術、顕微鏡手術、遺伝子操作などが開発されました。

病気の分類がますます細分化され、医療技術がますます洗練された結果、現代医療は論理的必然として、心の不幸よりも体の苦痛に焦点を当てるようになっています。それゆえに、病気をなくすことではなく、病気を理解する――つまり、病気の原因を探り、病気の経過をたどり、病気に人間的な意味を与える――ことが必要な時、現代医療はまったくのお手上げ状態になるのです。

実は、代替医療と言われる分野が発展してきた背景には、そうした事情があったわけです。しかし、代替医療は、一般にそう思われているほど、現代医療と異なっているわけではありません。病気を治す方法は違うものの、病気の分類の仕方に関しては、現代医療とそれほど変わらないのです。

たとえば、現代医療も、代替医療である西洋のアロマやハーブ、そして漢方を含む植物療法も、同様に、湿疹、関節炎、多発性硬化症などという分類を受け入れた上で、病気を治そうとします。その方法論が違うだけなのです。

もちろん、私は、現代医療と代替医療を対立させようと思っているわけではありません。むしろ逆に、両者が協力して病気を治すべきだと考えています。両者が協力した結果、クライアントが最大の利益を享受することこそが、最も大切なのではないでしょうか。たとえば、失われた聴力を取り戻すためなら、最先端の現代医療を使えばいいのですし、一方で、化学薬品が重大な副作用を引き起こすのであれば、その代わりに副作用のない植物薬剤を用いればいいのです。

しかし、開腹手術をしたからといって、ついでに健康な虫垂まで取り去る必要はありません。あるいは、単なる線維腫を切除する際に、ガンの危険があるからといって、卵巣まで取り去る必要はないのです。

そんなことはないだろうと、あなたは思うかもしれません。しかし、現代医療においては、そうしたことが堂々とおこなわれているのです。私はそれをよく知っています。というのも、私は、これまでに九回、手術を受けてきましたし、医療現場で一一年のあいだ働いてきたからです。さらに、私のセラピーを受けたり、私の講演会に参加したりした、何千人もの人たちからそういう話を聞いているのです。

ある講演会のあとで、六七歳になる老婦人が私のところに相談に来ました。彼女は多発性骨髄腫になって治療を受けたのですが、現在は元気に暮らしているということでした。なぜ骨髄腫になったかも分かっていると言いました。ただし、念のため、定期的に検査を受けているということです。これまでの検査結果はすべて良好で、まったく再発の兆候は見られなかったといいます。ところが、彼女の主治医は、胸椎穿刺《せんし》によって骨髄を取り出し、洗浄した上で元に戻す手術を勧めている、というのです。

私はそれを聞いてとても驚きました。六七歳の女性がそんな手術をしたらどうなるか、簡単に想像できます。もし、その手術によって痛みがやわらぐとか、寿命が伸びるとかいうのなら分かります。しかし、検査には異常がないのに、ただ単に、再発の可能性を抑えるためにそんな手術をするということになると、話はまったく別でしょう。

神経インパルスの伝達に関する研究で、一九六三年にノーベル医学賞を受賞したジョン・エクレスは、一九九二年に『心理学』という学術雑誌に発表した論文で、次のように書いています。

現代医学はきわめて物質主義的であり、さまざまなドグマ（教義）からなる硬直した体系である。しかも、そのドグマは必ずしも科学的に証明されているわけではない。たとえば、現代医学は、人間というのは生体部品の寄せ集めに過ぎないと主張する。そして、そうした枠組みに入らない要素はすべて、「科学的ではない」として切り捨てるのである。しかし、そんな考え方こそがドグマであり、いや、それどころか迷信なのである。現代医学は、科学を装っているが、実はあらゆる種類の迷信に満ち満ちている。しかも、いちばん嘆《なげ》かわしいのは、大衆が、科学は万能であると信じ込んでいることである。

ここで、医者やセラピストも一人の人間に過ぎない、ということを思い出しておきましょう。彼らも、限界や不安をかかえた、神ならぬ人間であり、誠実ではあるが時には間違うこともある、ごく普通の人間に過ぎないのです。

そんな人たちに、あなたの人生できわめて大切なことの判断を全面的にゆだねるべきではないでしょう。一人だけに聞くのではなく、ぜひセカンド・オピニオンも聞いてください。そして、あなた自身で、自分にとって最も意味があると思われる判断をするのです。もし可能なら、あなたのハイアー・セルフに聞くとよいでしょう。「これで間違いない」と何の迷いもなく確信できたなら、それがハイアー・セルフの意見だと考えて差しつかえありません。

今から一〇年ほど前でしょうか、私は歯周炎になりました。そのまま放っておくと、歯がぐらつき、やがて抜けてしまうかもしれません。かかりつけの歯医者は、私を、歯周病の専門医に回しました。

そのクリニックでの検査のあいだ、私は、自分が人間ではなくなり、単なる歯列になったような気がしました。というのも、その卓越した歯周病専門医にとって、大切なのは、私という人間ではなく、私の歯茎と歯だけだったからです。その医者にとって、私の精神状態など、どうでもよかったのです。

その後、治療の仕方を相談するため、私はふたたびそのクリニックに行きました。すると、医者は、いきなり、「最も重症の歯の歯根を切除し、それから治療を開始します。そうしないと、ほとんどすべての歯を失う危険があるからです」と言いました。私は、講演をよくおこないますので、発音に影響する歯並びは、私にとって非常に重要な意味を持っています。歯並びを確保するのに、費用とか時間とか、苦痛は問題ではありません。私はその治療方針を受け入れざるを得ませんでした。

その日は手術の日程を決められなかったので、後日連絡してくれることになりました。私は待っていたのですが、いつまでたっても連絡がありません。

すると、ある日の午後に、クリニックの受付から電話があって、どうして手術に来なかったのかとなじられました。私は、手術の日程に関する連絡を受けていない、と答えました。すると彼女は、新たな日程を伝えてきました。手術はその日の一一時から、ということでした。

その日の九時に、受付から電話があって、どうして九時に来なかったのかと言います。私は、予約が一一時だったことを伝えました。すると、受付は、「きっと手違いがあったのでしょう」と答えました。その日は用事があって、医者は一〇時にクリニックを出なければならないということでした。

予約が二度もうまくいかなかったことを、私は〈しるし〉と見なしました。たぶん、私はその手術を受けるべきではなかったのでしょう。

そこで私は、別の歯医者に連絡して予約をしました。彼はまず、最も悪い歯の周囲の掻把《そうは》をおこない、次に歯根を治療し、それでも状態が改善しない場合、さらに歯根を切除する、と言いました。最終的には、直前の歯医者と同じ治療です。

最初の掻把のあとには大きな穴が残り、食事をするたびに食べもののかすがそこにたまりました。これでは結局、意味がなかったのではないかと、疑問が湧いてきました。もう歯医者の言う通りにはしないほうがよいのではないだろうか、と思いました。

その後、私はニューブランシュウィック州に行く機会がありました。そこに、歯医者の友人がいたので、私は彼に会って意見を聞くことにしました。彼はこう言いました。「クローディア、もし僕が君を担当する医者だったら、そんな治療はしないと思うよ。歯根を切除すれば、その歯の状態は徐々に悪くなって、結局インプラントをせざるを得なくなるだろう。歯根はそのままで手を付けない方がいいと思う。今でもしっかりしているじゃないか。もし、さらに悪化したら、その時はインプラントをすればいいんだ。歯茎に関して言えば、確かに完全な状態とは言えないけど、それでも役目を果たすには充分な状態だよ」

私が感じていたことを、彼は確認してくれました。私が、提示された手術を二回とも受けなかったことには、ちゃんと意味があったのです。

こうして、私はつらい目に遭わずにすみました。私の歯茎は今でも健康ですし、なくすはずだった歯も、いまだに頑張ってくれています。

医者の影響力は非常に大きいのです。なぜなら、医者はプロであり、患者よりも病気のことをよく知っているとみんなが思っているからです。ほとんどの場合、患者は、医者の言うままになって、自己決定の力を放棄してしまいます。しかし、その力は捨てるべきではありません。

私たちは、レストランで支払いをする時、請求書にいくらでも好きな金額を書いていい、とは言わないはずです。ところが、医者に診てもらう時に限っては、カルテに何でも好きなことを書いていい、診察料や投薬料もいくらでもいい、と思うのです。つまり、医者に白紙委任状を渡すわけです。

私が胆嚢摘出の手術を受けた時、手術前に、他のどんな処置をおこなってもいい、という誓約書にサインさせられました。手術が終わった時、私は虫垂も切除されたと告げられました。もちろん、虫垂はまったく健康で問題がなかったのです。せっかく下腹部を開いたのだから、ついでに虫垂を切除しておけば、のちのち虫垂炎になる危険がなくなる、というのが病院側の言い分でした。まるで、虫垂は無意味な器官である、とでも言いたげです。しかし、はっきり言って、それは逸脱行為です。

これが、医者に白紙委任状を渡すとどうなるか、ということなのです。医者は、胆嚢だけを摘出するよりも高い報酬を受け取ったはずです。しかし、いったい誰がそれを払うのでしょうか？ そう、それは私です！

もちろん、私は、すべての医者が同じようにすると言いたいわけではありません。弱者を支援するためのどんな分野においても同様ですが、優れた人と凡庸な人、誠実な人と不誠実な人、誰かを助けたいと心底願っている人と他者の弱みにつけこんで自己の利益を図ろうとする人がいるのです。

自分の識見を正しく用いるためには、あらゆることを知っている必要がある、というわけではない。

医者は、私たちを安心させ、治癒の過程において私たちを助けることができる一方で、私たちをパニックにおとしいれ、それまで存在していなかった問題を引き起こしたり、今の症状を悪化させたりすることさえあります。「医原病」として知られているのがそれです。

一八歳のマルティーヌは、車を買ってもらったばかりです。そのために、喜んで、予防医療を受けるお母さんを病院に送っていきました。一年前、彼女のお母さんは乳ガンにかかり、乳房の切除手術を受けたのです。診察室で、医者は、マルティーヌの方を向いてこう言いました。「私があなただったら、両方の乳房をすぐに切除してもらい、人工乳房をつけるでしょう。乳ガンにかかった人の娘も、乳ガンにかかる率がとても高いのですよ」

自分が乳ガンにかかるなんて、それまで一度も考えたことのなかったマルティーヌは、ものすごい不安を感じて苦しくなりました。そして、来る日も来る日も、乳房に触って、ガンがないかどうかを確かめ続けました。やがて、ある日ついに、小さなしこりを見つけたのです。しかし、怖くて医者のところに行くことができません。

彼女が私に初めて相談に来た時、乳房が痛むので、うつぶせになって眠ることができない、と彼女は言いました。セラピーを続けるうちに、彼女は自分の不安が体に症状となって現われたということを理解し始めました。私は彼女に、乳ガンの主な原因について説明し、彼女は、なぜ母親がガンになったのかをはっきりと理解しました。そして、自分が原因を作らなければ結果としてのガンはできない、ということを知って落ち着き、ふたたび安らぎを取り戻したのです。

彼女は、完全に不安から解放されました。二カ月後に会った時、彼女は、不安がなくなったあとで、しこりもまたなくなった、と報告してくれました。

マリリンは長いあいだ乳ガンをわずらっていました。医者から、子宮頸部のガン検査も受けるように言われ、その通りにしました。検査を終えて少し経った頃、医者が電話をかけてきて、検査の結果、異常な細胞が発見されたので、内視鏡検査を受けるようにと告げました。

「異常な細胞」と言われた時、マリリンはこう考えました。「ああ、もう終わりだわ。ガンが体じゅうに転移し始めたのね」彼女は激しい苦悩に襲われ、残される子どもたちのことを考えました。昼も夜も、ガンで死ぬことを考え、恐怖を感じ続けました。

二カ月後、彼女の肺に影が見つかりました。六カ月後には、ガンが肺に転移したと告げられました。しかし、実際には、乳房のガン細胞が肺に転移したのではありません。子宮頸部に「異常な細胞」があると告げられたために、深刻な死の恐怖を感じ続けたことが、肺に発生したガンの原因だったのです。

ガンにかかったと告げられた人のうち、非常に多くの人が新たに肺ガンを併発するものです。しかし、その原因は、死に対する恐怖それ自体なのです。

「ガン」、「多発性硬化症」、「エイズ」といった言葉は、医者に対してと、患者に対してでは、まったく違った印象を与えます。医者にとって、それらは単なる「診断」にすぎません。ところが、患者にとって、「ガン」というのは、生命の危機や大変な苦しみを意味します。また、「多発性硬化症」は、自律の喪失と車椅子を意味するのです。さらに、「エイズ」に至っては、まさに恐怖の対象そのものだと言っていいでしょう。

「エイズ」が陽性であると告げられた人が、いったいどのような精神状態になるか、ここで考えてみたいと思います。

ある人は、エイズと闘うことを決意し、エイズ治療薬のアジドチアミジン、食餌療法、ホリスティック医療、あるいは場合によっては祈りに救いを求めるかもしれません。また、別の人は、そもそもエイズであるという診断を受け入れないかもしれません。さらに、ある人は、配偶者に離婚を申し出て、人生をやり直してくれと言い、自分自身は孤立して殻《から》に閉じこもり、暗い絶望の日々を過ごすことになるでしょう。

多くの人はパニックにおちいるのではないでしょうか。そして、ほんのわずかな兆候でも把握しようと、検査に検査を重ね、不安と焦燥の日々を過ごすでしょう。別の人たちは、財産をすべて売り払い、心理的には死んだも同然の生き方をするかもしれません。

それぞれの人が、その人なりの反応を示しているわけですが、彼らは大きく二つに分けられるようです。一つ目は、絶望に打ち沈み、自分の殻に閉じこもって、死を待つのみの状態になる人たち。二つ目は、エイズを憎み、エイズに戦いを挑み、しかし一方で、迫りくる危険に日々戦々恐々として過ごす人たち。後者の人たちは、まさしく、頭上に剣を吊るされたダモクレスの心境だと言っていいでしょう。

そして、問題はまさにこの「剣」にあるのです。エイズそれ自体よりも、いつ死ぬか分からないという恐怖心（つまり「剣」）の方が、《原因と結果の法則》により、患者に対して深刻な影響を与えるわけです。頭上に吊るされた剣による恐怖のために、患者は来る日も来る日も深刻な不安を体験し、それが患者の肉体を消耗させるのです。

病気の人に対しては、何よりもまず「安心感」を与えなければなりません。安心感を与えた上で、自己治癒へと導くことが大切なのです。病気の人に対しては、けっして「恐怖心」を与えてはなりません。暗い予後を告げることによって、患者を絶望させてはならないのです。

自分の知恵を最大限に生かし、数多くの医者やセラピストの中から、私たちを安心させ、そして自己治癒の道を力強く示してくれる人たちを選びましょう。そういう人たちは、必ず、私たちにやさしく寄り添い、彼らが持つ力を最大限に発揮してくれるはずです。

第四章　意識をプログラミングする

私たちの一人ひとりが、一瞬一瞬、みずからの未来、地球の未来、そして宇宙の未来を作っている。私たちの意識のレベルが高まれば、環境の波動も高まり、そして地球は調和し、神聖なものとなる。

――アンドレ・アルヴェイ

〈プログラミング〉が、いかに私たちの人生に対して、好都合な、あるいは不都合な影響を与えるかを理解するために、ここで、**顕在意識**と**潜在意識**、**無意識**、さらに**超意識**との関係を見てみましょう。

顕在意識

顕在意識によって、私たちは、現実を認識し、現実について考えることができます。

鉱物界、植物界、動物界に属する存在のうちで、私たち人間だけが、覚醒状態において自分自身を意識することができます。そして、それは発達した新皮質のおかげなのです。

夢をともなう睡眠状態において、私たちは動物の意識に戻っており、また、夢をともなわない睡眠状態において、私たちは植物の意識に戻っています。

被造物のうち、私たち人間だけが客観的な意識を持ち得ますが、ただしその意識はきわめて限定的なものに過ぎません。私たちは、五官でとらえ得たこと、学んだこと、そして思い出せることしか意識できないからです。

たとえば、五官に関して言うと、私たちは赤外線や紫外線を見ることができませんし、超低周波や超音波を聞くことができません。私たちの目や耳は、それらをとらえるには、あまりにも能力が限定されているのです。しかし、だからといって、それらの光線や音波が存在しないというわけではありません。

また、知識に関しても、同じことが言えるでしょう。私たちが持っている知識は、物質界が含んでいるすべての知識にくらべて、あまりにも微々たるものでしかありません。もちろん、物質界を超えた世界に関しては、さらにわずかな知識しか持っていないのです。

記憶に関しても、同じことが言えるでしょう。私たちが意識的に思い出せるのは、潜在意識や無意識まで含めた領域が保持している記憶のうち、ごくごくわずかな部分に過ぎません。

ですから、私は次のように言うのです。すなわち、顕在意識によって、私たちは、現実を認識し、現実について考えることができますが、その現実とは、〈自分自身の狭い現実〉に過ぎず、〈現実それ自体〉ではないということです。

〈現実それ自体〉は、無限の情報を含んでいます。私たちの五官は、宇宙の現実のうちの、実にわずかな部分しか意識できないのです。

とはいえ、私たちが意識を拡大すればするほど、私たちは自分の世界に介入し、それを有利に変容し、それを有効に支配することができるようになります。

一方、私たちの意識が限定されればされるほど、私たちは、自分の無知によって作られた、狭くて暗い世界に閉じ込められることになるのです。

私たちは、自分の考えによって、自分の言葉によって、自分の行動によって、毎瞬、毎瞬、現実を作り続けています。

《原因と結果の法則》をまぬがれることのできる人は、ただの一人もいません。

たとえそれを知らない人であっても、原因を作れば、必ず、それに応じた結果を引き受けざるを得ないのです。

この《法則》をよく知って使いこなせば、素晴らしい成果を得ることができます。

思春期の頃、私はリチャード・アンソニーが歌うある歌が特別に好きでした。何時間でも、繰り返し聞いていたものです。『世界』と題されたその歌は、次のような歌詞で終わっていました。

「もしあなたが私を捨てたなら、それは私の人生に刻み込まれ、私の人生はもうそれでおしまいになるでしょう」

私は、その歌詞がとても美しいと感じていたのです。しかし、それを繰り返し聞くことが私の人生に悪影響を及ぼすなどとは、思ってもみませんでした。

やがて、私にも恋人ができるようになりました。私は、二人だけの〝世界〟を作ろうとしました。しかし、やがて彼が私を〝捨てる〟と、私は死ぬことばかり考えました。なぜなら、彼のいない世界なんて、私には何の意味もなかった——人生はもうそれでおしまいになっていた——からです。

私以外の人なら、その歌から別の影響を受けていたかもしれない、とあなたは考えるでしょう。そう、まさにその通りなのです。ある人は、他の人にくらべて、ある種の〝波動〟に敏感なのです。それは、それまで蓄えた記憶によるのかもしれないし、あるいは、その人が、ある種の教訓を学ぶ必要があるからかもしれません。

しばらく前に、私は、かつてフランスに旅行に行った際にできたボーイフレンドに再会しました。私は彼の消息を失っており、彼もまた私の消息を失っていました。私の写真と記事がある雑誌に掲載されたために、彼が私にコンタクトを取ってきたのです。私たちは一四年間、話をしていませんでした。彼が私に言った最初の言葉はこうでした。「君は、とうとう虹を手に入れたね」

私は、その意味が分からず、あっけにとられました。すると、彼がこう言ったのです。「僕たちが出会った頃、君はいつも、あの歌を歌っていたじゃないか。覚えていないの?」

それは、一九八〇年代のことでした。そう、当時私は、ニコル・クロワジールが歌っていた歌が大好きだったのです。それはだいたいこんな内容でした。

愛し合いたいのか、死にたいのか、
もう分からなくなる日々がある。
外では、闇の中、バーのネオンが輝いている。
部屋のテーブルの上には、眠るための睡眠薬。
人生には、良い時も、悪い時もある。
私はそれを忘れない。
今日は、何をやってもうまくいかない。
だけど、明日は、きっとすべてがうまくいく。
暗い年月のあとには、きっと素晴らしい日々が来る。
素敵な人にも出会えるはず。
栄光を手に入れることもできるはず。
そう、虹を、素晴らしい虹を
手に入れることもできるはず。

八〇年代は、私にとって生きるのがきわめて困難な時期でした。睡眠薬による自殺を試みようとしていました。でも、九〇年になって、私は愛する人と出会いました。私たちは九三年に結婚しましたが、結婚式の日、教会から出てくると、雨がまったく降っていなかったにもかかわらず、空には大きな虹がかかっていました。

色も、音も、香りも、物体も、現象も、すべてが例外なく〝波動〟なのです。〝現実〟は私たちの脳の中で形づくられます。私たちの外側にある世界は、広大な波動の海にほかなりません。その波動の、あるものは私たちの五官で感知することが可能ですが、それ以外のものは、私たちの五官ではとらえられません。

では、人生を支配する人と、人生に支配される人の違いはどこにあるのでしょうか？　前者は、脳を使って主体的に人生に命令をしており、後者は、五官に翻弄《ほんろう》されているだけなのです。前者は、自分でプログラミングをする人、後者は、環境によってプログラミングされる人なのだと言ってもいいでしょう。どちらを選ぶかは、あなた次第です。

もし、自分でプログラミングをする人になりたいのなら、意識をとぎすませて、五官があなたの脳（という名のコンピュータ）に送り込んでくる情報を見張らなければなりません。

その際に、目と耳が、主たる受容器官になります。ですから、目と耳から入ってくる情報に気をつけて、それらの情報があなたの潜在意識と無意識に蓄積されて、あなたに不都合な影響を与えることがないようにしなければなりません。

無意識に蓄えられている情報を、私たちは意識することができません。無意識は私たちが知らないうちに作用します。そこに蓄えられている情報を私たちは忘れていますが、でもそれは絶えず表面化し続けます。たとえば、私たちの〝反応〟の大部分は、無意識によるものです。それらの〝反応〟は、私たちの感情記憶の領域に蓄えられ、かつ忘れられている記憶によって引き起こされるのです。

ある女性の例をあげてみましょう。この女性は、家の中が散らかっていると、ものすごくイライラして、夫や子どもたちに当たり散らすのです。

あるとき夫が、彼女に対して、家が散らかっているとなぜそんなにいらだつのか、とたずねました。すると、その時、彼女の中に、幼い頃の思い出がよみがえってきたのです。彼女が小さかった頃、家の中がしょっちゅう散らかっており、しかも、父親が家族に暴力を振るっていました。そのために、彼女は、いつもおびえていたのです。一方、彼女の友だちの家は、いつも片づいており、人間関係も調和に満ちていました。

そのために、家の中が片づいていると、彼女は調和を感じることができ、家の中が散らかっていると、自動的におびえ、そしていらだちを感じたのでした。

無意識は、脳の中で自動的に反応する領域であり、すぐに大脳辺縁系と視床下部に呼びかける領域であると言えるでしょう。私たち人間の大部分は、教育やそれまで受けた影響に基づいて、ほとんど自動的に考え、話し、そして行動します。自分の考えや、言葉や、行動が、どのような結果に結びつくかを意識していないのです。

潜在意識

潜在意識は、執行者です。潜在意識は、よく考えません。潜在意識は、命令に従うだけの存在なのです。したがって、潜在意識は、しばしば、強大な力を持つけれども自分で考えることはしない「召使い」にたとえられるのです。

潜在意識は、シンプルなメッセージ、明確な指示、鮮やかなイメージを理解します。潜在意識は、視床下部に呼びかけますが、それだけではありません。潜在意識は、脳というコンピュータの一部をなしており、しかも宇宙の中心にあるスーパー・コンピュータにつながっているのです。そして、このスーパー・コンピュータは、指令を受けると、あらゆる〝波動〟に働きかけて、この宇宙にその命令を具現化します。

無意識と同様に、この潜在意識も、自動的に機能しますが、潜在意識は、顕在意識の命令だけでなく、無意識の命令も受けとります。無意識と潜在意識のおもな違いは何かというと、無意識を意識化することはできないけれども、潜在意識は意識化しうるということです。

もう一つ、覚えておくべきことがあります。それは、無意識も、潜在意識も、〝想像〟と〝現実〟の違いを区別することができない、という点です。私たちの脳、神経系、身体は、〝想像〟と〝現実〟も、ともに〝事実〟と受け止めるのです。

たとえば、眠っている時、私たちは無意識の状態にあります。そんな時、刃物を持った誰かに追いかけられる夢を見たとしましょう。すると、私たちは、本当に恐怖に襲われ、私たちの心臓は早鐘《はやがね》のように打ち始めます。その時、私たちにとって、〝夢〟は〝事実〟と感じられるのです。眠りから覚めて、ようやく、私たちはそれが夢に過ぎなかったと認識できるわけです。とはいえ、その夢は、実際に私たちの体に影響を与えていたのです。

同じように、私たちが不安を感じる時、たとえそれが想像から来る不安であっても、私たちの体は実際に反応します。

例をあげてみましょう。私は、仕事に関して、深刻な不安を感じることがあります。その不安は、しかし、私の想像が作り出したものに過ぎません。つまり、私の頭の中にしか存在しないのです。私は、その不安から気持ちをそらそうとして、ありとあらゆることをします。

ところが、私の無意識はその不安を感じ取り、私の体がその不安に実際に反応して緊張します。すると、私の坐骨神経が痛み始めるのです。私は、なぜそんなことになったのか理解できません。私は、顕在意識では、一生懸命、いろいろと気をまぎらわしているわけですが、無意識では、その不安をしっかりと感じ取っているのです。

もっと意識的になるために、私たちは、体の反応を利用することができます。体の反応は、私たちが意識していないことを明らかにして、私たちに意識化を可能にしてくれるのです。

私たちが〝反応〟している時も、意識化のチャンスです。というのも、私たちは、意識的である時には行動するのであって、反応することはないからです。つまり、反応しているということは、私たちが無意識状態であるということなのです。無意識状態の時、私たちは感情記憶に基づいて自動的に振舞っています。だからこそ、私たちは反応するのです。

たとえば、「お湯をかけられて、やけどをした猫は、水さえも恐れる」の場合、この猫は〝反応〟していると言えるでしょう。この猫の感情記憶の領域には、「水＝危険」というプログラミングができている、ということです。したがって、この猫は水を見ただけで逃げ出すのです。まさしく、〝反応〟のよい例だと言えるでしょう。

実は、私たち人間も同様なのです。私たちも、感情記憶の領域にあるプログラミングにしたがって反応します。もちろん、無意識的にです。

もし、「愛＝ひどい苦しみ」というプログラミングがなされていれば、私たちは愛をものすごく恐れることになります。私たちは愛を求めますが、愛が近づいてくると恐怖に襲われ、愛が私たちを傷つける前に〝反応〟して、その愛を破壊してしまうでしょう。

もし、「他人より多く持つ＝不当」というプログラミングがなされていた場合、私たちは、何かを所有しそうになると、あるいは成功しそうになると、そうした状況を破壊するような出来事を引き寄せることになるでしょう。

　私たちは、数多くのプログラミングを心の中に持っており、無意識のうちにそれらが私たちの人生を支配し続けているのです。

　私たちが、生育の過程で受け取ってきたプログラミングには、次のようなものがあります。

- 人生は闘争である。
- 生きるためには、死にもの狂いで働かなくてはならない。
- 美しくなるには、苦しまなくてはならない。
- 好きなことをやって生きられるはずがない。
- 望むものをすべて得ることなんて絶対できない。
- 悪いことは重なるものだ。
- この世の中は、誰でも損をすることになっている。
- 生まれつき不幸になる人間がいる。
- ぜいたくは敵。
- 今日は晴れても、明日は雨。
- いいことは、いつまでも続かない。
- 金持ちに誠実な人間はいない。

ほかにもたくさんあります。きわめつけは、「働くのをやめたら、くたばるだけだ」というものです。それを私に言った男性は、疲労のあまり半分死んでいるように感じられました。彼は、昼も夜も働き続けで、けっして休むことができなかったのです。休んだら最後、それが彼にとって「くたばる」日になるのでしょう。

あわれな人です。有害なプログラミングによって、彼は人生の多くの部分を台無しにしているわけですが、そのことをまったく自覚していません。いま私は、あえて「あわれな人」という言い方をしましたが、それというのも、そんなプログラミングを持ち続けるかぎり、彼はけっして、豊かにも、幸せにも、健康にもなれないからです。

しかし、そうではなく、どんな人でも幸せになれるのです。そのためには、主体性を取り戻して、自分が人生のプログラマーになればいいのです。さて、あなたはどうですか？ あなたは自分の有害なプログラミングをどうしていますか？

どうすれば、私たちは、有害なプログラミングを有利なプログラミングに変えることができるのでしょうか？ まず最初に、私たちが発する言葉に注意する必要があるでしょう。特に、「〇〇するのは困難だ」、「〇〇するのは難しい」といった表現に気をつける必要があります。そんなことを言い続ければ、実際にそうした状況が出現するからです。

もし、そうした表現を使ってしまったのなら、すぐに「今の表現は取り消します」と言ってください。そして、「私は○○することができる」と言い直すのです。有害な言い回しをしたことに気づいたら、そのつど、「今の表現は取り消します」と言って、それに変わる有利な表現を言ってください。たとえば、「私はだめな人間だ」と言っていることに気づいたら、「今の表現は取り消します」と言い、さらに「私は日々、向上しつつあります」と言うのです。

では、次に、有害な表現と、それに対する有益な表現をあげておきますので、参考にしてください。

私は○○が弱い。
→私の○○は強くなりつつある。

私はひどい近視だ。
→私の視力は回復しつつある。

私は耳がよく聞こえない。
→私の耳はよく聞こえるようになりつつある。

またデザートを食べてしまった。これでさらに太るだろう。
←
私は自分に必要なものだけを食べる。そうすれば体重は自然に減る。

最悪だ。
←
大丈夫、きっとうまくいく。

もうだめだ。
←
あきらめないぞ。必ず何かいい方法が見つかるはずだ。

大切なのは、よくなった時のことをしっかりイメージすることです。新しい表現が自然に出るようになるまで、繰り返し言うようにしてください。そうすれば、状況も自然によくなっていきます。
では次に、有害な言葉と、それが引き起こす症状、さらに言い換えのための有利な言葉をあげておきます。以下、それぞれ「避けるべき表現　↓〈症状〉↓　言い換えの表現」となります。

・体力がなくなった　↓〈衰弱〉↓　毎日、少しずつ力を取り戻している

・エネルギーがなくなった　↓〈疲労〉↓　毎日、少しずつエネルギーを取り戻している

・いつも自分を抑えて我慢している　↓〈便秘〉↓　毎日、少しずつくつろいでいこう

・息がつまりそうだ　↓〈喘息、呼吸器系の不調〉↓　身のまわりに空間が開けている感じがする

・とても許せない　↓〈胃の不調〉↓　それを受け入れるのはたしかに簡単ではないが、きっとできる

・そんなことは飲めない　↓〈食道の不調〉↓　ゆっくり時間をかけて理解しよう

すべてのプログラミングについて、ここで語ることはできませんが、それでも、不調や病気を引き起こすことになる言い回しの例をさらにあげておきましょう。

リュシーはここ二〇年のあいだ、花粉症に悩まされています。ある時、彼女は私にこう言いました。

「三月七日になったのを知るのに、私にカレンダーは必要ありません。その日になれば、必ず花粉症

が始まりますから。もう、かれこれ二〇年、そうなのです」

リュシーが最初に花粉症になった時、もちろんそれなりの原因はちゃんとあったはずです。そして、二年目に花粉症になった時、彼女は、「三月七日になると私は花粉症になる」というプログラミングをしたのです。その情報は、彼女の脳というコンピュータにしっかりと保存されました。

花粉症から解放されるためには、リュシーはそのプログラミングを変えなければなりません。そこで彼女は、新たなプログラミングを次のようにおこなったのです。

「私の呼吸器官は、一年を通じて、いつでも例外なくしっかりと機能します」

やがて、彼女の花粉症は完全に消えました。

私たちの潜在意識は超意識につながっており、超意識を通じて、私たちのプログラミングに見合った状況を現実の中に作り出します。

ある日、私はホテルの一二階に滞在していました。机に向かって原稿を執筆していた私は、たまたま次のように書きました。「人生は長い階段だと言っていいでしょう。それにもかかわらず、多くの人はその階段を使おうとせずに、エレベータを待ち続けます。これはまことに残念なことではないでしょうか。エレベータではなく、階段を使うべきなのです」

翌日、チェックアウトのために部屋から出ると、停電のためエレベータが動いていませんでした。普段なら、予備の発電機が動いてすぐに回復するはずなのですが、今回は、その発電機も動きませんでした。そこで、私は、重い荷物を持って長い階段を降りたのです。

ようやく家にたどり着くと（当時、私はマンションの一〇階に住んでいました）、なんと一台しかないエレベータが故障しており、動きませんでした。私は、また重い荷物を持って、一〇階まで長い階段を登らなければなりませんでした。

その時やっと、私は自分のプログラミングに気づきました。そこで、そのプログラミングを破棄し、次のような新しいプログラミングをおこなったのです。

「人生は長い階段のようなものである。しかし、もちろんエレベータを使うこともできる」

その日以来、私は一度もエレベータの故障にあっていません。

また、本書の原稿を書いていたある日は雨だったので、私は、こう独《ひと》り言を言いました。

「雨の日は、原稿を書くのに理想的だわ」

すると、それが〝現実化〟したのです。それ以来、天気がよくなると、私は机の前に座って原稿を書くことができなくなりました。さまざまな用事が、あとからあとから起こって、原稿を書く時間が取れないのです。

そこで、プログラミングに気づいた私は、次のように言い換えました。

「毎日が、原稿を書くのに理想的です」

ですから、あなたの脳というコンピュータを快適に使うためには、次のことに気をつける必要があります。

●自分が使う言葉や言い回しに充分注意する。
●もし有害な言葉や言い回しをしていることに気づいたら、それらをただちに破棄する。
●その代わりに、心地よい、あなたのためになる言葉や言い回しを使う。

さらに、次のような言い回しを意識的に使うようにしましょう。

●素晴らしい
●素敵な
●うまくいく
●ますますよくなりつつある
●ますます元気になっている

そして、次のような言い回しを避けてください。

●ぞっとする
●ひどい
●がっかりだ

・うまくいかない
・もうだめだ

とにかく、「ますますよくなる」、「ますます元気になる」という言葉を繰り返し使うようにしましょう。繰り返すことによって、私たちはそれを信じるようになります。そして、その結果、潜在意識もそれを受け入れるのです。

実際に病気になっている人にとって、自分がよくなりつつあると思うのは難しいかもしれません。しかし、「ますますよくなりつつある」と繰り返すことで、昨日よりもほんのわずかですが、よくなるはずなのです。繰り返すことによって、その定型表現は、より簡単に脳というコンピュータに登録されるからです。そして、それを受け取った潜在意識が、実際に改善を実現するわけです。その結果が私たちを勇気づけ、さらに私たちはそれを強く信じるようになり、ついには心から「元気です！」と言えるようになるでしょう。

それでは、仕事に関する不安が原因で引き起こされた私の坐骨神経痛の例を、もう一度、取り上げてみましょう。その不安が原因となって、私の無意識は、仕事を失ってあらゆる困難に直面した私をありありと感じて、私の無意識はパニックにおちいり、その結果として私の体に痛みが現われたわけです。ですから、私としては、心身をリラックスさせ、私の無意識にポジティブなイメージを伝えればいいだけのことです。

たとえば、私は、新車、または新築の家を買っている自分を思い描きます。心と体をリラックスさせて、新しい車の色や装備、また新しい家の家具などをありありと心に思い描くのです。そうしたイメージを心に描きながら、ゆっくりと深呼吸をします。不安が心に侵入しそうになるたびに、私はその新しい車や家のイメージをありありと心に描いて、不安を追い出します。

潜在意識は、その新しいイメージを受け取ります。そして、もし感情記憶の領域に、それに反するプログラミングが入っていなければ、潜在意識はそのイメージを現実化させることになるでしょう。ですから、仮に私が仕事を失ってしまったとしても、私が与えたそのイメージを現実化させるために、潜在意識はあれこれと手配をして、もっとよい給料をともなう、もっとよい仕事を私のために見つけてくれるはずです。

もし感情記憶の領域に何らかのまずいプログラミングが入っていたとしても、私の不安と苦痛はやわらげられますから、その結果として私は、超意識の助けにより、ブロックとなっている悪しきプログラミングを発見することができるでしょう。

超意識

超意識はさまざまな名前で呼ばれています。ある人はそれを「超越意識」と呼ぶでしょうし、また別の人は「内なるマスター」と呼ぶかもしれません。あるいは、それを、「神聖な部分」、「聖なる側面」、

「真我」または「神」と呼ぶ人もいるでしょう。「自我」は私たちの個性と関わっていますが、「真我」は「一なるもの」と関わっています。「一なるもの」は不可分で、非個的で、かつ普遍的です。

この神聖な部分から、私たちは直観を受け取ることができます。直観とは、理性を通さずに情報を直接受け取るやり方で、その際に受け取る情報は、疑いを許さない明証性を備えています。

この聖なる知恵と確固たる愛のエネルギーを信頼する時、つまり生命エネルギーを信頼する時に、私たちは、自分が待ち望む答えを知っている人物の方へ、自分を助けることのできる書物の方へ、あるいは、自分に向かうべき道を示してくれる番組の方へと、間違いなく導かれていくでしょう。

私たちが、今よりもう少し観察眼を働かせるようになれば、自分が必要とする時に、自分が必要とする本が、ごく自然に手に入るようになります。あるいは、自分の霊性を向上させるためのヒントが、簡単に入手できるでしょう。

私たちの願いが実現することをさまたげるのは、私たち自身の既知へのしがみつき、すなわち私たち自身の未知への抵抗なのです。

心を湖面のように静かにして、自分の心に生起すること、自分のまわりに起こることを注意深く見つめてください。そうすれば、意識的に、私たちの超意識とコンタクトすることが可能となるでしょう。

私たち全員が、ただ一人の例外もなく、みずからの超意識にアクセスして、支援や指導を受け取ることができます。そのように願いさえすればいいのです。超意識は、私たちに押しつけてくることがけっしてありませんから、こちらから願い出る必要があるのです。

ですから、あなたが今、病気で苦しんでおり、しかもその原因が分からないとしたら、あなたは、ただ単純に、超意識に対して次のように言えばいいのです。

「この苦しみの原因を教えてください。私は心を開き、そして理解しようとしています」

そして、静かに導きを待つことです。そうすれば、直観によって、あるいは、あなたが読む書物の何行かによって、または、あなたがたまたま見たテレビの番組等によって、必ず何らかの導きを得ることでしょう。

超意識は、ただあなたを助けることだけを望んでいます。あなたのために役立ちたいと、ひたすら願っているのです。

ですから、必要な時にはどんなことでもお願いしてください。そして導きを待つのです。

超意識は、健康に関しても、幸福に関しても、喜びに関しても、自己実現に関しても、必ずあなたの願いに応えてくれるでしょう。

第五章　何が本当の原因なのか

もし今あなたが病気なら、その病気になるためにこれまで自分が何をしてきたかを、まず振り返ってみることです。
——ヒポクラテス

私たちが、苦痛、病気、麻痺、腫脹、嚢腫、出血、精神障害などと呼んでいる不調和は、原因なくして現われることはありません。そういったものが出現したからには、必ず、一つないしは複数の原因があるのです。その原因は実に多様であると言っていいでしょう。

病気の原因が、短期的なものである場合があります。

原因が短期的である場合、不調や病気もまた一時的なものであることが多いでしょう。たとえば、短期的な原因には次のようなものがあります。

- 太陽光線の浴びすぎ
- 食べもの、あるいはアルコールのとりすぎ
- 睡眠不足
- 肉体疲労

以上の原因により、体の不調が現われることがありますが、原因となる行為をやめれば、数日のうちに不調は消えるでしょう。

そうした不調は、体に原因がある場合と、心に原因がある場合があります。後者の場合、考え、気持ち、感情が原因となって引き起こされます。たとえば、怒りが抑圧されたり、あるいは激しく表現されたりすると、喉が痛くなることがあります。

短期的な原因は、基本的に、深刻な病気や副次的な病気を引き起こすことはありません。ただし、それが、きわめて強烈なものだった場合は別です。そうした原因としては、次のようなものがあるでしょう。

- 身近な人が、突然、事故や自殺によって亡くなった
- 予告なしの解雇

- 配偶者の浮気
- 家が火事になる
- 自然災害
- 重大な病気を告知される
- 離婚に至りかねない激しい夫婦ゲンカ

激しい感情にさらされると、私たちの体には重大な不調和が現われることがあります。とはいえ、そうした状況に対して解決策が講じられれば、その不調和はやがて落ち着いていくでしょう。

もし、感情が押し殺されたり、抑圧されたり、隠蔽されたりすると、それは遅かれ早かれ、ガン、硬化症、糖尿病といった体の病気として現われることがあります。あるいは、ノイローゼ、うつ状態、精神障害などとして現われる可能性もあるでしょう。

もし強烈な感情を経験したとしても、それが上手に処理された場合、つまり、その人が状況をありのままに受け入れた場合、その状況から何か大切なことを学んだ場合、または、自分自身で解決策を見出してストレスから解放された場合などには、不調はその時点で終息し始めるでしょう。そして、体は回復に向かうはずです。

つまり、自己治癒は次のような過程を経るのです。

①苦しみの原因を認識する
②その原因を解消するための解決策を見つけて実行する
③不調が終息し、体が回復し始める

病気の原因が、断続的である場合や偶然である場合もあります。

ある男性が、母親に会おうと実家に戻るたびに体調不良になりました。自分が育った家に帰ると、幼い頃の悲しい思い出が知らず知らずのうちによみがえるからです。そうした思い出が、彼の心を激しくゆさぶったのです。

また、ある美容師が数年前から花粉症に悩まされていましたが、どうしてそんなアレルギーになるのか理解できずにいました。彼女は、数多くのネオンがまたたく都会の美容室で働いていました。そして、春がやってくると、若葉や輝く太陽を見ずに、長時間、美容室の中で働いていることが耐えられなかったのです。

多くのアレルギーは次のような原因で起こります。

- ある要素が、過去のつらい思い出をよみがえらせる
- 自分が置かれている状況を受け入れることができない

私の本を読んだある女性が、手紙をくれたことがあります。その手紙には、彼女がどのようにして、それまでどんな薬も治せなかった目のアレルギーから解放されたかが書かれていました。

彼女は超医療の手法を使って、自分がその目で見ており、なおかつ受け入れていないものはないかどうかを調べてみたのです。すると、夫が庭の手入れをしたあとで芝生の上に放っておく木の枝が気になって仕方がないことが分かりました。夫がそうするのがどうしても許せないのです。

そこで、夫にそのことを話しました。すると、夫がこう言ったのです。「分かった。そんなに気になるのなら、木の枝を片づけるよ」

夫が枝を片づけると、目のアレルギーは嘘のように治ってしまったのです。

また、ある男の子が、犬の毛のアレルギーで苦しんでいました。でも、犬が大好きだったのです。彼のアレルギーは、悲しい記憶と結びついていました。彼は、かつて、数年のあいだ犬を飼っており、その犬が特別に好きだったのです。ところが両親が離婚することになり、父親の新しい住まいでも、母親の新しい住まいでも、犬を飼うことができず、仕方なくその犬を薬殺せざるを得なかったのです。

少年が犬を見るたびに、両親の離婚のことと犬を殺したことが同時に記憶によみがえってきて、とても悲しくなり、くしゃみと涙でどうしようもなくなるのでした。これが、〈共鳴現象〉と呼ばれるものです。

病気の原因が、蓄積された感情の総体である場合があります。

病気が現われた時、病気になった本人が非常に驚くことがあります。特にショックとなるような重大な出来事があったわけではないからです。しかし、ほとんどの場合、病気は、感情の氾濫《はんらん》によって起こります。つまり、ギリギリまでたまっていた入れものに最後の一滴が加わって、ついに氾濫がおこるのです。

フェルナンドが、肺ガンになったということで、私のところに相談に来ました。肺ガンになる七カ月前、彼は気管支のガンであると診断されました。私は、彼と一緒に、気管支のガンになる前に、彼がどんな感情を経験したかを探ってみました。特に重大なことはなかった、と彼は言いました。ただ、ちょっとした出来事はあったが、それがガンの原因になったとは思われない、ということでした。

フェルナンドは、二度目の結婚をしていました。気管支のガンにかかるしばらく前に、彼は奥さんに、四輪駆動の車を買いたいと相談しました。しかし、奥さんが強く反対したので、結局、それは見送りになりました。彼は悲しみを感じましたが、それを抑圧しました。そして、言いようのない落胆を感じ、「どうせ俺の望みなんて、尊重されないんだ」と考えるようになったのです。

子どもの時、フェルナンドは母親をひどく恐れていました。自分のニーズや望みを口にすると、母親からののしられたり、叩《たた》かれたりしたので、それらを抑圧し、表面上は従順ないい子を演じるようになったのです。やがて大人になると、彼は母親によく似た女性と最初の結婚をしました。しかし、その妻は彼を強烈に支配しようとしたので、いつも息が詰まる思いがしていました。離婚するために、大変な勇気をふるわなければなりませんでした。

その後、数年のあいだ、一人で暮らしました。離婚したことで、自分の問題は解決したと思ったからです。それから、二人目の妻になる女性に出会いました。最初のうちは、うまくいっていました。ところが、相手の気に入ろうとして従順に振舞う癖《くせ》が直っておらず、そうした彼の態度によって、二度目の妻もだんだん支配的になっていったのです。

彼はふたたび息が詰まる思いをするようになりましたが、二度目の離婚は避けたかったので、そうした自分の気持ちを押さえ込んで感じないようにしました。

四輪駆動の車に関する出来事は、長年抑圧されてきた感情を氾濫させるための単なるきっかけに過ぎなかったのです。その出来事によって、それまでたまっていた未解決の感情が噴き出し、その結果、彼は気管支のガンになったのでした。

さらに肺ガンになったのは、自分では見ないようにしていた深い失望感が原因でした。心の深いところで、自分はありのままでは、けっして愛されないと思い込んでいたのです。その思い込みは、彼から生きる勇気を奪うほどのものであったのです。

ガンから癒されるために、フェルナンドは、相手に気に入られようとしてついつい従順に振舞ってしまう卑屈な態度を改める必要がありました。ありのままの自分を表現し、悲しみや失望、フラストレーションを抑圧するのをやめる必要があったのです。

さらに、相手から承認されるのを待つ姿勢を改め、家族との対等な関係の中で、しっかりと自分の主張をすることを学ばなければなりませんでした。

彼は、勇気をふりしぼって、そうしたことを実行しました。すると、やがて、彼のガンはすっかり治ってしまったのです。主治医がものすごく驚いたことは言うまでもありません。

病気の意味が、実は、次のようなメッセージである場合もあります。「あなたには、私が苦しんでいることが分からないの？」

ポーレットの場合がそうでした。彼女は、子どもの多い家族の長女でした。彼女が一二歳の時、母親が産褥熱で亡くなりました。そこで、多くの妹たち、弟たちのために、彼女が母親の役割を果たさなければならなくなったのです。家族は、どんなことでも彼女に頼りました。彼女自身は、誰に頼ることもできず、また、自分の苦しみを打ち明けられる人もいませんでした。

ポーレットは、自分の苦しみは押さえ込んで、一生懸命に他の家族を慰め続けました。その結果、家族はみんな、ポーレットには悩みがないのだと思い込むようになったのです。しかし、ある日、抑圧してきた苦しみがついにあふれ出して、彼女は倒れてしまいました。彼女は、それまで、誰にも苦しみを打ち明けることができず、誰にも受け入れてもらえませんでした。そこで、彼女の病気はこう言っていたのです。「まったく、いつになったら、あなたたちは、私が苦しんでいること、そして、私が助けを必要としていることに気づくの！」

病気は、時に、もう自分がしたくなくなった仕事や活動をやめるための口実になることがあります。あるいは、相手から拒絶されたり愛されなくなったりするのを恐れて言うことができなかった「ノー」の代わりになることがあります。

ニコルは右腕の腱炎のことで相談に来ました。私のところに来る前、腱炎が純粋に肉体的なものだと思い込んでいたので、彼女は、軟膏、注射、投薬などの治療を受けていました。ところが、そうした治療がまったく効かなかったのです。そこで、私のところに来たというわけです。

私と話しているうちに、彼女は、もしかしたら、自分が無視している、あることが原因になっているかもしれない、と思うようになりました。実際、彼女はこれまで、自分の仕事と腱炎を関連づけてみることなど、なかったのです。ニコルは自分の仕事が嫌いになっていました。でも、仕事は、彼女にとっては安全の象徴だったので、彼女は自分の気持ちを無視していたのです。彼女は、どちらに向かっていけばいいのか分からなくなっていました。

そんな状況で、この腱炎は、彼女が仕事をすることを一時的に止め、しかも収入を確保しながら次の仕事を探すことを可能にしていたのです。

マリは一人娘でした。両親は、どんな些細なことに関しても、彼女を頼りにしており、彼女はそのことに耐えられませんでした。彼女の時間は、仕事、子どもや夫の世話、両親の世話などで、すべて奪われており、ゆったり過ごすことも、自分のために何かをすることも、まったくできませんでした。やがて、彼女は燃え尽き症候群になってしまいました。そして、この病気のおかげで、彼女はようやく休めるようになったのです。それまでやりたくてもできなかったことができるようになりました。さらに、両親からの要求を、彼らをそれほど失望させることなく、また、自分も罪悪感を感じることなく、断ることが可能になったのです。

たとえば、母親が買いものに連れて行ってほしいと電話をかけてきた時、彼女はこんなふうに断れるようになりました。「ごめんなさい。今日はとても疲れていて、車を出す元気はないの」するると、母親がこう答えます。「あら、そうなの。分かったわ。私は、なんとかするから、あなたはしっかり休んでね」

病気は、どうやって解決していいのか分からない状況から、その人を解放してくれることがあります。

数年前、私は、入院中の友人をお見舞いに行ったことがありました。彼の隣のベッドに寝ていた人が、私のことを知っていました（テレビで私を見たということでした）。そこで、彼は、私にこう尋ねました。「あなたは心身医学のお医者さんでしたよね。そこで、ぜひ教えていただきたいことがあるんです。私の〝どこずれ〟が治らないんですが、いったいどうしてなんでしょうか？　ベッドのせいでしょうか？　それとも、薬が合わないからなんでしょうか？」

この男性は、交通事故に遭って脊椎を損傷し、対麻痺《ついまひ》になっていました。私は、彼に尋ねました。「もしかして、家に帰ると家族の重荷になると考えていませんか？」

彼は、こう答えました。「いやあ、実は、考えているのは、毎日そのことばかりですよ。家に帰ったら、家内のお荷物です。こんなふうになってしまって、私はもう死にたいんですが、家内も友人たちも、私が死ぬことを望まないんですよ」

そんな状況で、その男性がもうこれ以上生きていたくない、と思っているのは明らかでした。しかし、その一方で、奥さんや友人たちの気持ちに応えて、もっと生きていなければと思っているのも事実なのです。しかし、奥さんの重荷にもなりたくありません。

こうした状況に対する唯一の解決策は、とこずれが治らないために退院することができない、という立場を選ぶことでしょう。無意識のうちに、彼は治ることを拒《こば》んでいるのです。特注のウォーター・ベッドに横たわり、理想的な治療を受けているにもかかわらず……。

イヴァンは、数年来、起業家としてビジネスをしています。ところが、ここ数カ月、売り上げが最悪の状態になりました。彼は、どうしていいのか分からずに、心配ばかりしています。会社を売れば、多大な損害を出しますし、再投資をするにも多くのお金が必要です。そんなわけで、どうすればいいのかまったく分かりません。危機を感じてはいるものの、決断を下すことができないのです。やがて体調が悪くなり、疲れ切ってしまいました。しかし、それでも会社をどうしたらいいのか分かりません。そんな折、彼は動脈瘤になったのです。ただちに入院し、他の人がビジネスの指揮権をとることになりました。こうして、袋小路から脱出するための最良の解決策を、彼の病気が与えてくれたことになります。

病気が、愛する人の関心を引きつけておくための手段になることがあります。

私の娘のカリーナが二歳の頃、託児所で突然、高熱を出すことがありました。心配した託児所の責任者から連絡を受け、私は仕事を中断して娘を引き取りに行かなければなりませんでした。そんなことが何度も続きました。

そのたびに不思議だったのは、私が託児所に到着した時、娘は燃えるような熱を出しているのに、自宅についたとたん、嘘のように元気になってしまうことでした。その時には、すっかり熱が引いているのです。数週間のあいだ、まったく同じことが繰り返されました。あげくの果てに、託児所の責任者は、娘を医者に見せてきちんと診断してもらわない限り、もう娘を預かりたくない、と言い出したのです。私は、その通りにしました。

私が、小児科医に、「娘が、自分自身で熱を作り出しているのでしょうか？」と尋ねると、彼はこう答えました。「そんなことはありえません。熱は、感染症のしるしです。これから何日か、娘さんを注意深く見守ってください。おそらく、吹き出ものが出るでしょう」

ところが、その後、娘には何も起こらなかったのです。

次は、嘔吐でした。三週間あるいは四週間ごとに、娘は吐くようになったのです。ほとんどの場合、娘は夜中すぎに吐き始め、それが明け方まで続くのです。そのため、娘は、私のベッドで寝る特権を得ることができました。そんなことでもなければ、それは許されることではなかったのです。

こうして娘は、病人が要求しうるあらゆる気配りを私から得ることができました。それだけではありません。仕事を休んだ私と一日じゅう一緒にいられたのです。私は、どれほど小児科医のところに通ったことでしょう！　私は、小児科医に言いました。「この子は消化系に何か問題があるのではないでしょうか？　そのせいで吐くのだと思います」

そして、娘が三歳半になった時、扁桃腺《へんとうせん》を切除しました。医者によると、扁桃腺が娘の嘔吐の原因だと言うことでした。でも、手術後も、嘔吐は止まりませんでした。そして、娘が五歳になるまで嘔吐は止まらなかったのです。その頃、私はすでに心身医学の研究を開始していました。

ある夜更け、また娘が吐き、私は朝まで娘の面倒を見なければならない局面に立たされました。しかし、その時、私は思いきってこう言ったのです。

「いい？　よく聞いてね。私があなたのことを愛していることはよく知っているでしょう？　でも、こんなふうに、夜通し吐くあなたの面倒を見続けることは、もうできないの。ママはすごく疲れているので、これから寝ます。あなたは、自分で何とかしてちょうだい」

私は、自分が非情な母親であると感じていました。しかし、その夜を境に、娘の嘔吐はピタリとやんだのです。彼女の〝策略〟が見破られたからです。


では、ここで、ジュリーとアメリー姉妹の例を見てみましょう。姉のジュリーは妹のアメリーよりも三歳年上でした。八歳になってもまだ体の小さいジュリーは、四年のあいだ、毎週とは言わないまでも、毎月、病気になって治療を受けていました。数種類の病気になったために、大量の薬剤が投与されました。

心配した母親が、私のところに相談に来ました。彼女によると、姉のジュリーが常に病気がちであるのに対して、妹のアメリーはまったく健康だということです。ジュリーは茶色の小さな目を持った、背の低いブリュネットの髪の女の子。虚弱体質です。アメリーは青い大きな目を持った、ブロンドの巻き毛の女の子。まるでお人形さんのようです。

二人を連れて外出すると、かわいいアメリーだけが注目の的になります。その外出のあと少しして、ジュリーは必ず病気になり、家の中ではジュリーの病気のことだけが話題になりました。こうして、ジュリーは、失っていた両親の関心を取り戻したのです。

そのことを意識化した時、母親はジュリーにこう言いました。

「ママがあなたを愛していることは、よく分かっているわね。だから、病気になってママの関心を引こうとするのは、もうやめてほしいの。病気にならなくても、ママは普段からあなたのことを、ちゃんと見ているわ。あなたのこと、大好きよ」

ジュリーはあっというまに、すこやかな女の子になりました。両親は、その日以来、ジュリーのさまざまな面をほめるようにして、二人の子どもに注ぐ愛情のバランスを取るようにしました。

私は今、子どもたちの話をしました。でも、大人に関してもまったく同じなのです。なぜならば、大人になっても、私たちの心の中には、〈インナー・チャイルド（内なる子ども）〉が隠れ住んでいるからです。ですから、大人でもまったく同じような理由で病気になることがあります。

ここでそんな大人の例を見てみましょう。ある年老いた母親なのですが、子どもたちが長いあいだ彼女に会いに来ないと、必ずリューマチの発作を起こすのです。

あるいは、しょっちゅう偏頭痛を訴える女性が、あなたの近所にはいませんか？　彼女は、頭痛を訴える割には、そのために何の対策も講じないはずです。

病気が、生きづらさへの対応策の一つになることがあります。

これは私の場合です。何年ものあいだ、私は次から次へと病気をしていました。でも、その原因は不明でした。私は単に、自分が病弱なのだろうと思っていました。

ある時、心静かに、自分の長い病歴をじっくりと振り返ってみたことがあります。そして、その際に、病気は、私が六歳の時に始まったことに気づきました。その頃、父親が亡くなり、私は寄宿舎に入れられたのです。当時、寄宿生たちは、クリスマスの休暇中と夏休みのあいだだけ、家に帰ることが許されていました。一方、親たちは、日曜日の午後、子どもに面会することができました。

そこで、日曜日のお昼ごはんのあと、私たちはお行儀よくベッドに座って、親が来たという知らせが来るのをじっと待つのでした。

ある時、二週間続けて、母が来ないことがありました。私は見捨てられたような気分で、寄宿舎に閉じ込められてしまったように感じていました。それは、私の健康に影響を及ぼし、私は気管支炎になりました。

ある晩、私の咳《せき》が止まらないため、共同寝室の責任者が眠れないことがありました。彼女は、私のところにやってきてこう言いました。「保健室に行きなさい」

私は、そこに行きましたが、その部屋にはすでに別の生徒が寝ていました。そこで、私はまた寝室に戻り、責任者である修道女にどうすればいいかを尋ねました。彼女は言いました。「それなら、教室に行って座っていなさい！」

私は、教室に向かう長い階段を下りながら、自分が罰されていると感じていました。心の底で、こんなふうに考えていたのです。「私が病気だから、私は罰されているんだわ。あの修道女は私を愛していないに違いない。母も私を愛していないに違いない。だって、私に会いに来ないんだもの！」

そんなふうに考えて、私はすごく落ち込みました。悲しみの中にただ一人で放っておかれているように感じたのです。そこで、私の左脳と右脳は一致協力して、「生きる＝苦しむ」という等式を作りました。私は、そんな人生にうんざりし、ちっちゃな机に突っ伏して泣きながら眠りにつきました。

翌朝、修道女が、高熱の私を発見しました。私は肺炎にかかっていたのです。私は保健室に連れていかれました。数日が過ぎましたが、一向によくなりません。私の命の心配をした修道女たちが、何度も母に電話をしたために、母が会いにやってきました。母は、同じような状況に置かれた母親なら誰でもするように、あらゆる心配りと思いやりを私に示してくれました。

この新たな経験から、次のような結論が導き出されました。「私が病気になる＝みんなが世話をしてくれる」、ゆえに、「愛と関心を得たければ病気になる必要がある」、ということになります。

そこで、私の感情記憶の領域に、次のようなプログラミングがなされました。

「生きる＝苦しむ」

↓

「見捨てられる＝もうこれ以上生きていたくない」

↓

「病気になる＝みんなが愛と関心を与えてくれる」

したがって、病気になれば私は生きながらえることができる、という逆説的な等式が成立したのです。

こんなふうにして、病気は、私にとって、生きながらえるための手段となりました。ですから、その後、孤独を感じ、見捨てられたと感じるたびに、私は病気になったのです。

このように、他人を操るための病気は、本人が生きながらえるための戦略であることが多いのです。そのメカニズムは、感情記憶の領域に保存されています。

その後、恋愛関係において相手の男性が私に少しでも距離を置き始めると、私はただちにこのメカニズムを発動させました。そして、相手の男性を無意識のうちに操って、私がかくも怖れる孤独を感じないようにしたのです。

最初のうち、相手は、思いやりを示して、私のニーズに応えてくれます。しかし、同じことが繰り返されるうちに、相手は私の策略に気づき、だんだん私のニーズに応えてくれなくなるのです。そして、相手が私の策略を警戒すればするほど、私はさらに重い病気になるというわけです。

やがて、相手はうんざりして、私のもとを去ります。そこで、私は生きる気力を完全に失うのです。どれくらい、同じことを繰り返したことでしょう!

どんなに努力しても、私はこの〝策略〟から自由になることができませんでした。しかし、やがて、私は、自分の心にこびりつく〈生きづらさ〉と、それから逃れるための〈延命の策略〉を自覚することに成功します。そして、この〈意識化〉を通して、私は自分の〈生きづらさ〉から解放されていくのです。

この解放が起こってから、私が相手の男性を操ることはなくなりました。病気にならずに、相手に対し、自分のニーズを伝えることができるようになったのです。そのために、私は、自分の心の中に住む六歳の女の子（インナー・チャイルド）に出会う必要がありました。

私は、小さな机に突っ伏して寝ている女の子に会いに行き、彼女にこう尋ねたのです。「そうやって死んでいくほかに、何か別の方法はないの？」

すると、突然、彼女は別の選択肢があることに気づいたのです。彼女は、階段を上って寝室に戻り、修道女にこう言いました。「シスター、教室はとても寒くて、私は具合が悪くなりました。ほかのやり方はありませんか？」

私は、このプロセスを通して、相手を操ったり、あるいは相手が気づくのを待ったりする代わりに、自分のニーズや気持ちを表現すればいいのだ、ということを知りました。そして、「生きる＝苦しむ」、「見捨てられる＝もうこれ以上生きていたくない」という等式から解放されたのです。

〈生きる〉ことは、私にとって〈自己表現〉になりました。私はもう〈延命の策略〉を使う必要がなくなりました。なぜなら、生きることは、私にとって、歓《よろこ》びそのものとなったからです。

このプロセスについては、次の第六章で詳しく語るつもりです。

病気は、私たちが、「この人のせいで自分は苦しんでいる」と思う相手に、罪悪感をいだかせるための手段になることがあります。

テレーズは、二年前から燃え尽き症候群に苦しんでいます。私のところにセラピーを受けに来た時、彼女はこう言いました。「私は、この症状から解放されるために、あらゆることを試みました」

でも、無駄でした。彼女は、けっしてそこから抜け出ることができなかったのです。

私は、彼女に対して、病気になる前に、何か、特に目立ったことがなかったかどうか尋ねてみました。彼女は、夫が自分のもとを去った、と言いました。私は、彼女に、その時、あなたはどうしたのかと尋ねました。彼女はこう答えました。「夫が、私のもとを去ると言った時、私はとうてい信じられませんでした。そして、夫が考え直すに違いないと思って、夫を引き留めるためにあらゆることをしました。それから、私は、怒りと失望を感じました。私は生きる意欲を完全に失いました」

彼女の苦しみは、反感に変化し、健康が悪化しました。彼女は夫を激しく非難し、夫に罪悪感をいだかせようとしました。彼女の病気は、夫に対してこう言っていたのです。「ほら、見て。あなたのせいで私はこんなふうに具合が悪くなったのよ。あなたは私を破壊したわ。あなたのせいで、健康をすっかり失ってしまった！」

このように、自分が愛している相手、しかも自分の苦しみの原因であると見なしている相手に責任を負わせるために、自分を病気にする人はたくさんいます。私は、そんなクライアントを数多く診てきました。

自分の苦しみの原因であると見なしている相手に恨みをいだき続けるために、病気になったり、体調不良になったりすることがあります。

ロザリンは、母親が重病になるまで、一二年あまりも、ご主人と諍《いさか》いのない穏やかな生活を送ってきました。しかし、母親の世話をするために、何度か、数日のあいだ、家を留守にせざるを得ませんでした。一年後、母親は、ロザリンに家を遺《のこ》して亡くなりました。ロザリンがそのことをご主人に知らせると、彼はこう言いました。

「それはよかった。実は、しばらく前から別な女性を好きになっていたんだけど、どう切り出せばいいか分からなかったんだ。でも、お母さんが君に家を遺してくれたのを知って、そのことを安心して君に言える。君はお母さんの家に住めばいいのだからね。僕は、これまで君と住んでいた家に、彼女と住むことにするよ」

ロザリンはものすごいショックを受けました。その家から追い出されたように感じたのです。しかも、子どもたちが、地元の友だちと別れたくないからという理由で、彼女についてこなかったのです。二重のショックでした。彼女は、住みたくもない母親の家に住み、ひどい孤独を味わいました。

家族と別れてから少しして、彼女は食欲をすっかり失い、やせ始めました。もう何をする意欲もありません。やがて、左の胸が痛むようになったので、病院に行くと、ガンであると告げられました。治療が開始されましたが、どんなに治療を受けても、生きる意欲が湧いてきません。やがて、右の胸にもガンができました。こうして、両方の乳房が切除されたのです。

こうした苦しみのせいで、彼女は、別れた夫に対する深い恨みをいだくようになりました。自分の人生を破壊して、不幸のどん底におとしいれたのは夫である、すべての責任は夫にある、と彼女は考えたのです。

しばらくして、彼女は、長いあいだ会っていなかった友人に会いました。その友人は、「あなたの元・ご主人は、新しい奥さんと一緒にヨーロッパ旅行に行っているわ」と言いました。ヨーロッパ旅行は、彼女がかつて何度も夢みた旅行でした。彼女は、悲しみを胸にいだいてその友人と別れました。

翌日、目を覚ますと、彼女は、顔面が麻痺していることに気づきました。彼女は、その原因が知りたくて、私のところに相談に来たのです。セラピーを受けて、彼女は、元・夫に罪悪感をいだかせるために、また彼に対して恨みをいだき続けるために、自分が無意識のうちに健康を破壊した、ということを理解しました。

友人が、彼女に対して、「あなたが病気でも、あなたの元・ご主人はぜんぜん気にしていないわよ。彼は今、すごく幸せだから」というのを聞いて、彼女は病気をよりいっそう重いものにしたのです。その病気はこう言っていました。「ほら、ごらんなさい。あなたのせいで、私はこんなに不幸になったのよ！」

病気から癒やされて、調和をふたたび見出すために、彼女は元・夫を許し、さらに彼女の家庭を破壊した女性を許す必要がありました。彼女は、これまで、他人から愛されることばかりを望んできたこと、他人が自分を幸福にしてくれることばかりを期待してきたこと、しかも、自分自身をまったく愛していなかったことを、ありのままに受け入れました。

こうして、ロザリンは、自分を愛して、誰にも依存せずに生きることを学び始めました。ただしそれは、容易なことではありませんでした。でも、長い努力の結果、ようやく、彼女は、自分を尊重できるようになり、幸福を見出すことができたのです。


ドナルドは一人息子でした。父親はアルコール依存症だったので、ごく幼い時に、彼は年老いた伯母さんのところに預けられました。そして、その時から、彼にとって、期待と失望が繰り返される長い時期が始まったのです。

彼は、週末にしか両親に会うことができませんでした。伯母さんのところには、父親が迎えに来ることになっていました。しかし、ドナルドが待っていても、父親が来ないことはしょっちゅうで、そんな時は電話すらもかけてきませんでした。ドナルドは、次の週末には父親が迎えに来るはずだ、と期待しながら一週間を過ごしました。しかし結局は、ふたたび同じことが繰り返されるのでした。

ドナルドは、自分が見捨てられたと感じました。まわりには、自分の遊び相手になるような同年代の子どもが一人もいませんでした。彼は、自分がまるで伯母さんの家の家具になったように感じていました。

こうして、内面に大きな空虚をかかえて、ドナルドは大きくなりました。やがて彼は、マリエルという女性に出会いますが、マリエルもまた、彼と同様に生きづらさをかかえ込んでいたのです。やがて彼女はガンにかかり、死んでしまいました。ドナルドは、ふたたび一人きりになったのです。彼は、仕事に没入することで、内面の空虚を満たそうとしました。

ある日、彼は友人たちと山小屋に行きました。その友人たちは、全員が兄弟でした。彼は、その山小屋で、親しい人たちと仲良く過ごすという、彼が最も望んでいた経験をすることができました。それは、彼の人生で最高に素晴らしい時間でした。

彼がふたたび人気《ひとけ》のないアパートに戻った時、燃え尽き症候群が始まりました。いくら眠っても疲労感が取れず、一日のうち二三時間も眠り続けたのです。内面の空虚さを映し出す外界の空虚さに、もうそれ以上耐えられませんでした。彼は、人生に何の興味も感じられなくなり、完全にアパートに閉じこもりました。そんな状態で三カ月近くを過ごした頃、彼は、私がラジオで話すのを聞いて、私のところにセラピーを受けに来る決心をしたのです。

当時、ドナルドは生きる意欲をすっかりなくしていました。彼は、父親に責任を負わせるべく、無意識のうちに自分を破壊しつつあったのです。

しかし、衰弱することによって、恨みはますます大きくなるばかりでした。その恨みの内容は、以下のようなものでした。「僕がこんなに不幸な人生を送っているのは、お父さん、すべてあなたのせいだ。僕が最もお父さんを必要としていた時に、あなたは僕を見捨てたんだ」

私は、彼と話をして、恨みの原因は他人にはないこと、恨みは恨みをいだいた人自身に原因があり、恨みの代償は自分自身で払わなければならなくなることを理解してもらいました。さらに、彼が子どもの時に体験した苦しみは、彼が〈無執着〉を学ぶために与えられた貴重な機会であったことも理解してもらいました。

彼は、自分が望みさえすれば、喜びと幸せに満たされた、まったく新しい人生を再建できるのです。でも、そのためには、過去に別れを告げ、勇気をもって、人生の新しいページを開かなくてはなりません。彼は、その通りにしました。

まず、父親に会いに行きました。ただし、父親に恨みをぶつけるためではなく、父親を愛していると言うためでした。父親は、初めてドナルドに、自分がアルコール依存症であることを告げ、そのために彼をそばに置いておくことができなかった、アルコール依存症で彼を苦しめたくなかったのだ、と説明しました。彼を迎えに行かなかったのは、酔っ払っている自分を見せたくなかったからだ、とも言いました。息子に対して、自分のみっともない姿を見せたくなかったのです。

ドナルドが、心の底から癒されて、生きる意欲を取り戻したことは言うまでもありません。

病気が、あきらめの表現である場合もあります。

そのたぐいの病気は、体の一部の機能や構造の変質をともなう、退行性の病気です。たとえば、アジソン病、パーキンソン病、アルツハイマー病などが、そこに含まれるでしょう。

私の祖母は、パーキンソン病で苦しんでいました。祖母と私は、六〇歳、年が離れていました。私が一〇歳になった時、彼女は私に秘密を打ち明けてくれました。彼女の人生の大部分を、夫からの愛の欠乏を嘆くことで過ごした、でも、もうすっかりあきらめた、と言うのです。祖父は、絶対に人の意見に耳を貸さない人で、何かを頼むと必ずその逆のことをするような人間でした。

パーキンソン病は、脳の中心部の神経細胞が変質し、その結果、筋肉が緊張しなくなり、体が動かなくなる病気です。この病気にかかる人は、行動に二極性があります。つまり、一方ではある行動をしようとするのですが、一方ではその行動をみずからに禁止するのです。

私の祖母は、夕方になって祖父が外出しようとすると、それを止めたくて仕方がないのに、結局は「どうぞ、行ってらっしゃい」と言うのでした。

パーキンソン病は、行動に二極性があって、最後にはあきらめて自分が望まない行動をする、というタイプの人がかかりやすいと言えるでしょう。

シャルルは、アルツハイマー病をわずらっていました。

彼は、愛する女性と結婚して三七年になり、そのあいだに七人の子どもをもうけましたが、六二歳の時に奥さんを亡くしました。孤独がシャルルに重くのしかかりました。彼は、同じく配偶者をなくした隣人の女性のところに出入りするようになりました。そして、ふたたび伴侶を得ることができれば人生は快適なものになるだろうと思い、その婦人に求婚しました。

ジョルジェット――というのがその婦人の名前でした――は、控えめだった最初の奥さんとは正反対のタイプの女性でした。何でも自分の思い通りにしなければ気のすまない人だったのです。最初のうち、シャルルは彼女を「隊長」というあだ名で呼んでいました。そして、なんとか自分の言い分を通し、自分のニーズを満たそうとしました。しかし、ジョルジェットは、どんなことに関しても、主導権を取ったのです。何をどうすればいいかは、自分の方がよく知っていると考えていたからです。

人の良いシャルルは、だんだん自己主張をやめ、権利を放棄し、ジョルジェットの言うがままになりました。沈黙がちになり、自分のうちに閉じこもるようになりました。やがて、物忘れをするようになり、知性にも障害が出てきました。数が数えられなくなり、日付が分からなくなり、電話番号を押すことができなくなったのです。

妻のジョルジェットは、相変わらず日常を自分の思い通りに支配していました。時間が経つにつれ、徐々にシャルルの症状は深刻になっていきました。そして、ついに、病院に収容されたのです。

さて、ここで、抑うつについて考えてみましょう。抑うつは、退行性の病気ではありませんが、先ほどあげた病気と同じく、あきらめと関係があります。抑うつになる人は、しばしばこう考えるものです。「このまま生きていて、いったい何になるのだろう？　生きていても何の意味もない」

そして、徐々に抑うつにおちいっていくのです。

抑うつは、しばしば、愛する人を失ったり、破産したりして、強烈な感情を体験したり、あるいは愛する人と別れて見捨てられたと感じたりしたあとなどに起こります。人生に希望が見いだせない人もまた、抑うつ状態におちいるものです。

病気は、その原因が過去世にある場合もあります。私たち人間は生き続ける存在であり、けっして死ぬことがありません。私たちの生命は、進化し、変容し、ふたたび別の肉体に宿って地上で生きるのです。


私たちは、全員が、今回の転生までのあいだ、過去に、何度も何度も生まれ変わっています。誕生と私たちが呼んでいる現象は、霊界から見たら一種の死にほかなりません。

――ラマ・アナガリカ・ゴヴィンダ

第一章ですでに見たように、すべては必然であって、偶然の産物は一つもありません。

白内障で生まれた子どもは、前世において白内障にかかったにもかかわらず、白内障から何ひとつ教訓を学ばずに、そのまま亡くなった人の生まれ変わりかもしれません。また、心臓病をともなって生まれた子どもも、同様に、心臓発作で亡くなった人の生まれ変わりかもしれません。

私は今、あえて断定を避けた言い方をしました。しかしながら、過去世において自分の〈魂〉がどんな生き方をしたかを思い出し、そこで学ぶべきだった教訓を改めて学び直すことによって、不調や病気がすっかり治ってしまうという場面に、私は何度も立ち会ってきました。

もちろん、失明や骨格異常といったケースのように、器官が著しく損《そこ》なわれている場合には、そのような治癒は起こりません。

では、ここで、フィリップの例を見てみましょう。フィリップは、子どもの頃から、左の肩甲骨の下に痛みを感じていました。この痛みに襲われると、彼は、ナイフで刺されたような感じがし、そのために数秒のあいだ、あるいはそれ以上、息が止まるような気がしました。そのために、専門の異なる、何人かの医者に診てもらいました。

ある医者は、痙攣《けいれん》が原因だろうと言い、別の医者は、神経の狭窄《きょうさく》が原因だろうと言いました。しかし、普通なら効果を生むはずの治療が、いかなる結果も生み出しませんでした。

困りはてた彼が私のところに相談に来たので、私は彼に退行催眠をほどこしました。すると、彼は、ドイツ軍に属する四〇歳くらいの将校を見ました。そして、それが自分自身であることを理解したのです。

その将校は、ある日、敵軍との和平交渉を終えて部隊に帰る途中、いきなり何者かによって背中をナイフで刺され、殺害されました。ナイフを刺されたのは、まさしくフィリップが痛みを感じる部位でした。

退行催眠のあとで、私はフィリップに、今世において裏切りにあったことがないかどうか尋ねました。すると、彼は、これまで何度か裏切りにあったことがあると答えたのです。そのうちで最も苦しかったのは、妻による裏切りでした。

フィリップが見た将校は、敵と和解するという使命に失敗したことを悔《く》やみながら死にました。一方、フィリップ自身は、夫婦関係に失敗したことを悔やんでいたのです。

フィリップは、ずっとかかえ込んできた「失敗した」という気持ちを手放すことにしました。また、前世で自分を殺した人間を許しました。すると、背中の痛みを感じる頻度が少なくなり、やがてそれは完全に消え去ったのです。

多発性関節炎で苦しんでいたジェルメーヌは、私が主催した「感情記憶からの解放」というワークショップを受けました。退行催眠のセッションで、私は彼女を誕生の場面に導きました。すると、母親の胎内から出てきたのは、赤ちゃんではなくて、修道女だったのです。それはまことに奇妙な現象で、なぜそんなふうになったのか、すぐには意味が分かりませんでした。

ジェルメーヌは完璧主義者であるために、ほんの些細なことで罪悪感をいだくということでしたので、その面に関するワークをおこないました。しかし、多発性関節炎には、ほんのわずかしか改善が見られませんでした。

彼女は、その後も私とのセラピーを続けました。あるセッションの際に、私は彼女に一つの課題を出しました。それをおこなってもらった結果、彼女の心にひそむ何かのために彼女は、自分を許すことができない、ということが明らかになったのです。でも、それはいったい何なのでしょうか？　それさえ分かれば、問題が解決しそうです。

私は、ジェルメーヌに、彼女の超意識に対して答えをくれるように頼んでごらんなさい、とアドバイスしました。

その日の夜、彼女は夢を見ました。そして、自分の前世で何が起こったのかを、ようやく理解したのです。彼女は、その人生で修道女をしていました。ところが彼女は、ある男性に夢中になってしまったのです。そして、その男性と駆け落ちしました。修道誓願に背《そむ》き、キリストの愛に値《あたい》しない人間になってしまった自分を、ジェルメーヌは許すことができませんでした。

こうした過去の経験があったために、彼女は現世でも、自分を許すことができなかったのです。そこで、私は彼女に対して次のように言いました。

「あなたは、ある男性に対する愛によって、純潔の誓願を破っただけであって、その後も、他の人たちをきちんと尊重し、愛したでしょう？　だから、キリストの愛に値する人間だったのです。なぜなら、キリストご自身がこうおっしゃったのだから。『私はあなた方に、次のたった一つのことを要求する。すなわち、あなた方は、互いに愛し合いなさい』」

ジェルメーヌは、キリストの愛に値するには、たった一つでも欠点があってはならない、と思い込んでいたのです。彼女は、また、完璧主義であるがゆえに、自分のハートを充分に開花させることができずにいた、ということを理解しました。聖者であろうとする前に、まず、自分が人間であることを受け入れなければならない、ということを理解したのです。

彼女は、自分を許し、自分をもう断罪しないと約束しました。そして、翌日になると、病気になって以来、数年ぶりに、関節の腫《は》れが引いていたのです。

ジャクリーヌの左の足首には赤いあざがあり、時々、かゆくなったり、焼けるように痛んだりしました。また、場合によっては、紫色に腫れあがり、歩けなくなることもありました。一五歳の時からさまざまな医者に診てもらい、ある医者は静脈炎だと診断しましたが、どんな薬も効きませんでした。ジャクリーヌが、私のところにセラピーを受けに来た時、とても不思議に思ったのは、くるぶしの近くにあるそのあざが、鎖《くさり》の輪の形に見えたことです。さらに不思議だったのは、静脈炎と診断されたその病気の症状が重くなるのが、ほとんどの場合、何かの祝日に関わる時期であったということです。

幼年期に彼女が体験したことを一緒に思い出してワークをしてみたのですが、あまり効果は得られませんでした。そこで私は、彼女に対して、退行催眠のセッションをすることを提案しました。彼女は、最初は怖がって、その提案を受け入れませんでした。そこで、私は、何も怖いことはない、見えてくる映像をマインドで分析せず、ただありのままに眺めていればいいのだ、と言いました。彼女は、ようやく提案を受け入れました。

彼女は、リラックスして、心の深いところに入っていきました。すると、一人の女性が見えてきました。それは、ジプシーのようでした。赤いドレスを着た、長い黒髪の女性です。植物をベースにした軟膏と秘薬を作っています。人々を癒すためでしょう。

ところが、突然、黒い服を着た男たちがやってきて、彼女を魔女として逮捕します。それから、彼女を広場に連れていき、左足を鎖で縛りつけました。広場にはたくさんの人たちが集まっており、何かの祝日のようです。やがて彼女は、酒を飲んだり、笑ったりしている男たちの前で、「呪われた魔女」として焼き殺されました。

彼女は、不当であるという思いと恨みを胸にいだいて死んでいきました。実は、その二つの感情は、彼女が今世、しばしば感じてきたものでした。私は、彼女と一緒に解放のためのワークをおこないました。そして、そのワークが終わると、彼女のあざは治ったのです。

このように、どうしても解決できない問題がある時は、過去世にさかのぼることによってその問題が解決に向かうことがあります。しかも、その効果は、しばしば劇的で、かつ即効的なのです。

第六章　人生がうまくいかないとき

虹は、太陽と雨の結婚から生まれる。
――ギュスターブ・フロベール

生きづらさとは、魂の病気です。その苦しみゆえに、私たちは、人生を拒否したり、人生から逃げたり、人生を破壊したりします。

幼い頃、また、場合によっては胎内にいた頃に経験した、愛情の欠如やトラウマが原因となって、生きづらさが生じると言っていいでしょう。さらに、ある苦しみの状況が続くことによって、生きづらさが生じることもあります。その結果、私たちは「人生とは苦である」と考えるようになるのです。

アブラハム・マズローは、人間の欲求をピラミッドの形で定義しました。彼によれば、人間は「欲求を持つ存在」であるということになります。つまり、ある欲求が充足されると、私たちは別の欲求を満たしたくなる、ということなのです。

しかも、私たちの欲求は階層づけられているため、あるものが充足されると、私たちは次の段階の

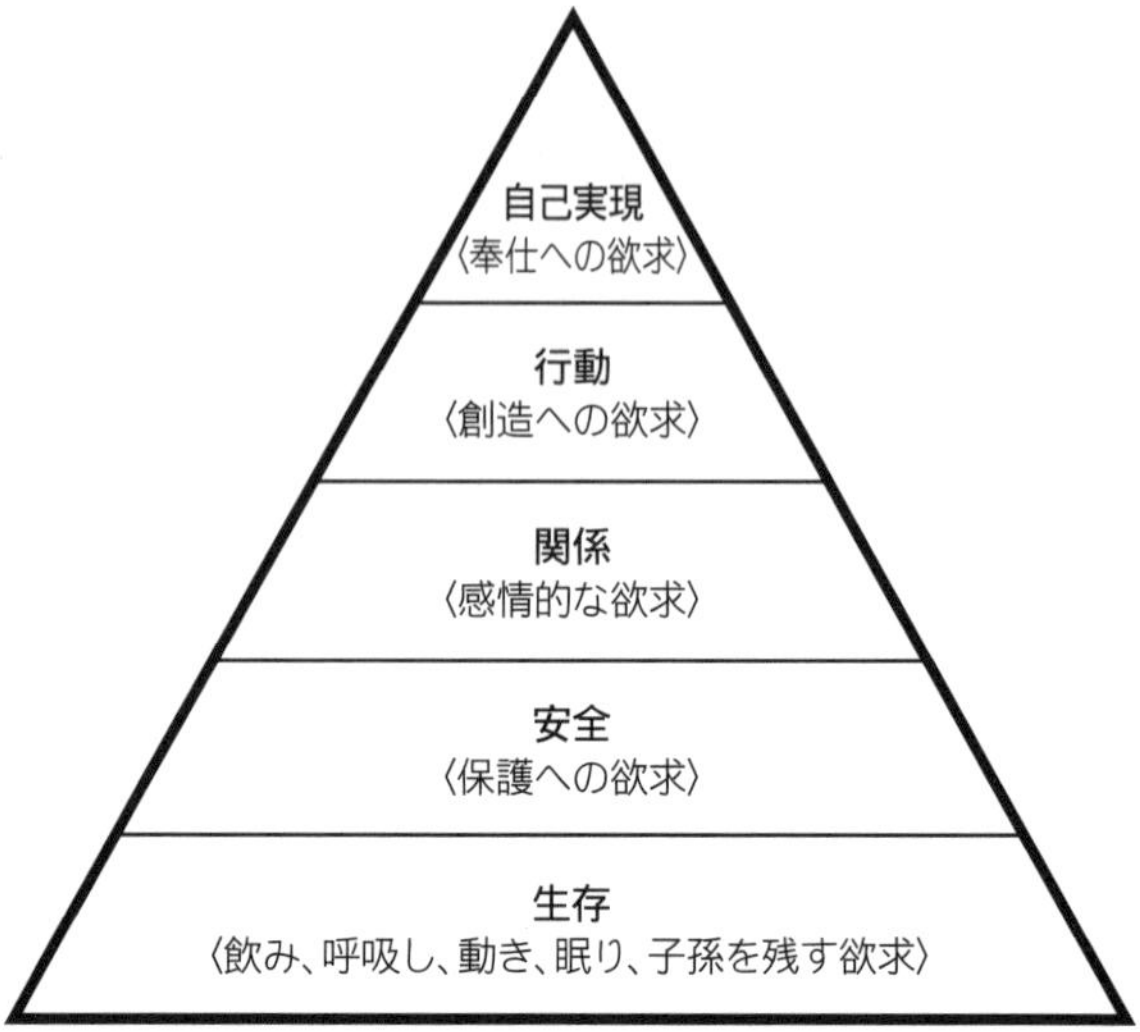

欲求へと進んでいくのです。私たちは、下位の欲求が満たされないと、その上にある欲求を持つことができません。

欲求のピラミッドは、上図のようになります。

私たちが住んでいる工業化社会においては、下位の二つの欲求は、原則として充足されています。しかし、三つ目の欲求に関しては、しばしば誤解されているのです。

たとえば、よく次のように言われます。「あなたの赤ちゃんが、ミルクをたっぷり飲み、あるいは離乳食を充分に食べ、清潔にしているのなら、もし泣いたとしても、そのまま放っておきなさい。そうじゃないと、その子は、やがて甘えん坊になり、大きくなってから、いろいろな問題を引き起こすでしょう」

ところが、そうではないのです！　赤ちゃんは、飲む、食べる、眠る、清潔で温かく安全である、という要素が満たされた上で、さらに、思いやりや愛情をかけてもらう必要があるのです。

ただし、注意してください。「過ぎたるは、及ばざるがごとし」です。あまりにもたくさん与えられると、赤ちゃんは、重苦しく感じるでしょう。一方、充分に与えられないと、見捨てられた感じがして不幸になります。その場合、何らかの物（たとえば、おしゃぶりや親指）によって自分を慰めようとするでしょう。やがて、さみしく感じるたびに、何らかの手段を使って自分を慰めようとするようになるでしょう。そして、大人になっても、タバコやチョコレート、お菓子類で自分を慰めようとしますし、もっとひどい場合には、ギャンブルや買いもの、アルコールやセックスなどに依存するようになるのです。

赤ちゃんは、自分が泣いているのに放っておかれると、自分は愛されていない、と感じるものです。そして、愛されていないなら自分は生きることができないと思い込み、自分は死んでしまうと感じる赤ちゃんもいます。そんなふうにして、現実に、胃腸炎、肺炎、髄膜炎などにかかる赤ちゃんがいることを、私たちは知らねばなりません。

フランソワーズには、もうすぐ保育園に入れなければならない娘がいました。そろそろ職場に復帰しようと考え始めた頃、次の子を妊娠していることに気づきました。彼女は中絶しようとしましたが、夫から次のように反対されました。

「もし君が中絶するなら、その子だけでなく、僕も失うことになるだろう。僕は、自分の子どもを殺す女性と一緒に暮らすつもりはないからね」

フランソワーズは離婚したくありませんでしたので、中絶は思いとどまりました。しかし、本当に子どもを欲しいと思っていたわけではありません。

やがて、男の子が生まれました。最初から恐ろしく手のかかる子どもでした。ひっきりなしに病気にかかり、夜は一晩じゅう泣いています。ある日、激しくいらだった彼女は、子どもの前で、夫に向かって叫びました。「もう耐えられない！　あなたがこの子を欲しがったんでしょう？　だったら、あなたが面倒を見てよ！」

生後七カ月目に入ると、この子は髄膜炎にかかりました。彼の病気はこう主張していたのです。

「僕は、もうこれ以上、生きていたくない」

無視された、見捨てられたと感じた子どもたち、あるいは、夫婦ゲンカが絶えない家庭、暴力に支配された家庭で育った子どもたちは、そのほとんどが〈生きづらさという病気〉をかかえることになります。そして、一人ひとりが、自分に固有なサバイバルの方法を身につけます。

ある子どもたちにとっては、病気がその方法になります。なぜなら、彼らは、「病気になれば、僕は世話をしてもらえる」というふうに学んだからです。

フランソワーズの子どもが髄膜炎にかかった時、彼女と夫は一時的に仲直りをして、一緒に子どもを看病しました。子どもは、「僕がひどい病気になれば、パパとママは仲良くする」と考え、その後もしょっちゅう重い病気にかかります。中でも、心臓の障害が顕著でした。

フランソワーズは、その件で、私のところに相談に来ました。もう、どうすればいいのか、まったく分からなくなっていたのです。子どもは死ぬのだとあきらめるべきか、あるいはさらにお金をつぎ込んで治療してもらうべきなのか。

まず、子どもを助けるために、彼女は、自分がその妊娠を受け入れていなかった、ということを認めなければなりませんでした。その上で、息子に対して次のように言う必要があったのです。「ママは、あなたを望んでいなかったわけではないのよ。ママが望んでいなかったのは、妊娠という状況だったの。あなたを愛しているわ。あなたを育てたいの。だから、病気から治ってね」

その時、息子は一歳二カ月で、まだ話すことはできませんでした。でも、このあと初めて「ママ」と言うことができたのです。

その子は、左脳、あるいは理性で理解したのではありません。お母さんの〈波動〉を右脳で感じ取ったのです。実際、赤ちゃんがどんなに小さくとも、心を込めて話しかければ、その思いは必ず赤ちゃんに伝わります。

生きづらさをかかえ込んでいる人は、ほとんど全員が、愛情に関する依存症になって苦しむでしょう。愛する人に依存せずには生きられなくなるのです。愛する人が、その人のもとから離れたり、その人を見捨てたりすると、その人の世界は瓦解《がかい》します。そうすると、その人は生きる意欲をすっかり失ってしまうのです。

内面に巣食う空虚感を感じないようにするため、そういう人は、仕事やギャンブル、あるいは他のことに没頭して気をまぎらすようになるでしょう。

ジョエルが生まれた時、へその緒が彼女の首に巻きついており、瀕死の状態でした。生後五カ月になった時、彼女は肺炎にかかって入院しました。一五歳の時に初めて恋愛しましたが、その関係は破綻してしまいました。彼女は自殺を考えました。

数年後、彼女はアンドレという男性に出会い、彼と結婚しました。アンドレは、彼女の〈生きる理由〉になりました。しかし、その関係はふたたび破綻してしまいました。彼女は、生きる意欲をすっかり失い、それからしばらくして、乳ガンであると診断されたのです。

「あなたが私のもとを去るなら、私は自殺するわ」とマリはジェロームに言いました。もちろん、そんなことを言うのはマリの中の大人ではなく、マリの中にいるインナー・チャイルドです。この子どもは、愛されなければ、面倒を見られなければ、自分は生きていられない、と思い込んでいるのです。ジェロームはとても心配になりました。彼が最も恐れたのは、マリが自殺して、その責任を自分が引き受けなければならないことでした。彼は、自分がマリに対して距離を置こうとするたびに繰り返される、しかも、だんだんひどくなる、この、愛情につけこんだ脅《おど》しに、いいかげんうんざりしていました。

実は、私自身、恋人が私のもとを去り、見捨てられたと感じるたびに、ひどい落ち込みを経験してきました。そして、人生のある時期になって、ようやく私は、うつ状態や自殺願望から解放されたのです。それは、私が、自分の人生は自分で引き受けようと決意した時でした。

私は、それを、まず自分自身のためにしたのです。そして、その素晴らしい結果にすごく感動したので、自分のようにトンネルの向こうに光を求めて歩んでいる人たちと、それを分かち合おうと決心したのです。

私は、まず、自己啓発のコースの講師になり、それから徐々に時間をかけて経験を積み、やがてセラピストになりました。

でも、当時は、そのことによって、私のサバイバルの仕組みが、「もし私が病気になれば、私は面倒を見てもらえる、そして生き延びられる」から、「他の人たちが私を必要としてくれれば、私は生き延びられる」に変わっただけだとは、気づくことができませんでした。

したがって、仕事をしていないと、自分がどうしていいか分からなくなってしまうのです。そこで、私は絶えず仕事をし続けました。仕事の中でしか、私は生きられなかったのです。自分が、単に別のサバイバルの仕組みの中に入っただけだ、ということを認識できていませんでした。

その後、私は大恋愛を経験しました。徐々に、相手の男性の方が、仕事よりも大切になっていきました。彼は、私の新しい〈生きる理由〉になったのです。でも、私は、彼を失うことをあまりにも恐れたので、彼が望むような女性として振舞い、自分自身であることをやめてしまったのです。私が自分に課したこの無理な〈コントロール〉は、たまりにたまったあげく、ほとんどの場合、怒りと涙の発作として爆発しました。やがて、ある日、うんざりした彼が、私のもとから去って行きました。

私はまたしても生きる意欲を失いました。仕事をふたたび〈生きる理由〉にしようとしましたが、それは、以前のように私を支えてくれませんでした。私は、深い失意の中に沈んでいきました。やがて左の乳首が変形し、乳房全体がひどく痛むようになりました。そして、初期のガンであると診断されたのです——。

その頃、自分に何が起こっているのかを理解するために、私は〈超医療〉という新しい考え方を見出しつつあったのです。この苦しみの時期を通じて、私は、それまで長いあいだ直面するのを避けてきた〈生きづらさ〉が自分の中にあることに気づいたのです。私は、サバイバルの仕組みにしがみつくことで、その〈生きづらさ〉から逃げていたのでした。

もし、生きるために〈生きる理由〉を必要としているのであれば、私たちは、本当に生きたいと思っていないことになります。本当に充足して生きていれば、私たちは誰かや何かにしがみついて、それを〈生きる理由〉にする必要などないからです。

ある人々にとって、このサバイバルの仕組みは、自分の〈魅力〉という形をとるかもしれません。しかし、それも、結局は、〈異性から見られる必要〉であるに過ぎないのです。

父親または母親から受け入れられていないと感じながら育った人間は、他者からの視線が感じられなくなると、生きる意欲を失ってしまいます。彼らはまるで、こう言っているかのようです。「パパ（またはママ）、僕（または私）のことをよく見てよ。そうじゃないと生きられない！」

そして、生き延びるために、この子は、さらに他者の視線を必要とするようになるでしょう。こんな人は、やせすぎか太りすぎになるものです。標準から外れていれば、人の視線を引くからです。もちろん、この〈見られる必要性〉は、本人にはまったく自覚されていません。無視された、あるいは見捨てられた、と感じた子どもたちの多くが、太りすぎになるものです。

まさに肥満の問題をかかえたマリオの場合が、それに当たるでしょう。マリオは、兄と妹にはさまれた三人きょうだいのうちの一人でした。お父さんは、兄の方をかわいがって、あちこちに連れていったり、仕事について教えたりしていました。そして、お母さんは、妹をかわいがっていたのです。まわりの人たちは、兄がお父さんの息子で、妹がお母さんの娘だね、と冗談で言うほどでした。

マリオは両親から愛されていないと感じていました。彼の肥満はこう主張していたのです。「僕を見てよ。僕はここにいるんだ。あなたたちが僕に気づくように、もっともっと太ってやる！」

上と下のきょうだいに挟まれた子どもは、しばしば自分の居場所を見つけられないものです。

他人から見られようとして、道化になる子どももいるでしょう。あるいは、反抗的になったり、同情を引くためにわざと孤立したりする場合もあるでしょう。

大人になっても、彼らの中のインナー・チャイルドが他者の視線を引きつけようとすることが、しばしばあります。太りすぎになったり、やせすぎになったり、あるいは、放浪者、乞食、ホームレスなどになって人の同情を買おうとしたりします。あるいは、入れ墨をしたり、派手な洋服を着たりして、人の視線を引こうとするでしょう。

あるいは、人を助けることによって注目を浴びようとする人もいます。そういう人たちは、自分のことはかえりみずに、まず人を助けようとするでしょう。看護師、カウンセラー、セラピスト、医者などが、そういう人たちの好む職業です。

最後にあげておきたいのは、俳優や歌手、タレントなどになり、目立つことによって人の注目を引こうとする人たちです。そうした人たちの中には、幸福になるためのすべての要素——美しさ、才能、財産、賞賛——を手に入れているにもかかわらず、自殺をする人がいるわけですが、それがなぜなのか、これで分かったことと思います。彼らは、おそらく、小さい頃に無視されて、深い孤独感や生きづらさをかかえ込んで生きてきたのでしょう。

みんなから注目されたい、というニーズは、サバイバルのための仕組みにほかなりません。その気持ちが充分に満たされないと、生きる意欲がなくなり、自殺願望がふたたび表面化したり、あるいは命に関わる病気を発症したりするのです。

ある日、オードリーが、すっかり動転して、私に電話してきました。彼女は、自分にいったい何が起こっているのか理解できないようでした。彼女はシモンと付き合って六カ月になります。仕事が忙しくなった彼から、彼女に対して距離を置かざるを得なくなったと告げられ、オードリーは何に対しても意欲を失ってしまったのです。もう生きている感じがしませんでした。死にたいとさえ思うようになったのです。彼女はどうしてこうなったのか、まったく分からない、と言いました。なぜなら、シモンに会う前は、一人きりでも大丈夫でしたし、とても元気だったからです。

それでは、オードリーの成育史を少し見てみましょう。

オードリーは一人娘でした。やがて、母親は、彼女を唯一の生きがいとするようになりました。母親はオードリーを独占し、父親さえも娘から遠ざけようとしました。父親は、妻とのいさかいをさけるため、オードリーにはいっさい関わりを持たないようになりました。

オードリーは、母親によって窒息させられるように感じ、父親からは無視されたように感じました。父親の視線を浴びられなかった彼女は、大きくなると、誘惑によって男性たちの視線を引きつけるようになりました。

しかし、ある時、彼女がある男性を本当に好きになると、彼女は、他の男性を誘惑することをみずからに禁ずるようになりました。そこで彼女は、たった一人の男性の視線によって自分を支えなければならなくなったのです。

その唯一の男性が、彼女のもとから離れようとしたので、彼女は少女の頃の生きづらさの中へふたたび突き落されたというわけです。彼女は、父親に対してこう言いたかったのでした。「パパ、私を見て！　そうすれば、私は、自分が多少は価値のある人間だと思えるの！」

重要な人物だと自分が思っている存在から目を向けてもらえない場合、子どもが自分を破壊したいと思うようになることだってあるでしょう。

現在一九歳になるジェロームは、時々、カミソリの刃で自分の顔をわざと傷つけます。彼は、二年前からリズという女性と付き合っており、彼女との結婚を真剣に考えていました。しかしリズの家族は、ジェロームのことを花婿の候補としては評価しておらず、そのために、彼と別れるようリズに圧力をかけました。

八カ月後に、リズは、ジェロームよりもはるかに収入の多い男性と結婚しました。それは、ジェロームにとっては次のような意味を持ちました。「貧乏な僕は、彼女にとって、まるで意味のない男だった」こう考えたために、彼は自分を破壊しようとしたのです。

また、ある人たちは、日常の現実から逃げ出して、一人きりの世界に閉じこもろうとすることがあります。そういう人たちは、自閉症や精神障害、統合失調症、薬物中毒やアルコール依存症になったりします。

自閉症の人は、現実との接触、外側の世界との交渉を失い、想像上の世界に閉じこもります。もし、子どもがごく幼い頃に、自閉症が現われたとしたら、胎児の時に受けたトラウマが原因になっている可能性があります。

もうちょっと大きくなってから、あるいは大人になってから自閉症が現われた場合には、ほとんどの場合、当人が非常に大きな苦しみに遭遇したことがあるはずです。その苦しみを感じないようにするために、自分の中に閉じこもり、想像上の世界に入り込んでしまうのです。

自閉症が子どもに多く見られる病気だとしたら、アルツハイマーは年をとった人たちに多く見られる病気です。アルツハイマーは、日常生活の困難をこれ以上引き受けられないと感じた人々、あるいは、出口のない状況に閉じ込められたと感じた人々がかかる病気です。まだ死ぬ準備ができておらず、なおかつ、みずからに苦痛を与える状況を引き受けることもできない人たちが、かろうじて選び取ることのできる脱出口がアルツハイマーである、と言っていいでしょう。

また、みずからを苦しめる現実から逃れようとして、アルコール依存症や薬物中毒になる人たちもいます。アルコール依存症は、単にお酒を飲むから困るというだけではありません。大量の飲酒が体の諸器官を破壊することさえあるのです。

また、お酒を飲むことが、他の人に対して自己主張する手段となる場合もあるでしょう。私は、父親から飲酒を禁止されていたアルコール依存症の男性を知っています。グラスを唇に運ぶたびに、彼はこう言っているかのようでした。「ほら、父さん、見てごらん。父さんが酒を禁じた息子は、こうていたらくだよ」

この男性は、妻との関わりでも同様に振舞っていました。飲むことは、彼にとって、奥さんの非難に対する抵抗だったのです。とはいえ、彼は、もともとアルコール依存症者の気質を持っていたわけではありません。本当のアルコール依存症者というのは、アルコール依存症に固有な、ある種の心理特性を備えているのです。

本当のアルコール依存症者は、苦しい現実から逃れるために、苦しい現実を忘れるために、苦しみを感じないようにするために、孤立感や孤独感を忘れるために、お酒を飲むのです。自分が本当は勇気のある人間であると思い込むために、そして、自分は何も恐れないし、誰も恐れないと信じ込むために、お酒を飲みます。ある人物が自分の苦しみの原因であると思い込んでおり、その人に対する恨みの念をいだき続けて、徐々に自分を破壊するためにアルコールを使う、という場合もあります。

お酒を飲んで酔っぱらったり、ドラッグを摂取したりすると、一時的に昂揚感が生じて外部の世界が消え去り、それとともに分離感もなくなったように感じるものです。しかし、その効果が切れると、ふたたび分離感に襲われ、しかもそれは前よりも強く感じられます。そのために、さらに頻繁に、さらに多量に、摂取せざるを得なくなるのです。

薬物中毒になる人は、ほとんどの場合、自分にとって重要な意味を持つ人からの、拒絶、見捨て、裏切りなどを経験しており、それによってどうしようもない生きづらさを感じているものです。

ジャン＝ピエールは、生まれた時から孤児院に預けられていました。親から見捨てられたことに反抗して、彼はいわゆる〈取扱いの難しい子〉になりました。彼は親に捨てられたことで深く傷つき、それが攻撃性となって現われたのです。そのため、孤児院でも、また一時的に滞在した受け入れ先の家庭でも、彼は常に警戒と敵意にさらされたのでした。

愛情の欠乏感、無力感、孤立感などが深くしみついていた彼は、やがてお酒に出会います。お酒を飲むと、空虚感が満たされて、一時的に自分が強くなったように感じられるのです。しかも、自分を理解しなかった人たち、自分を理解しない人たちを、見返せるように感じられたのです。

やがて彼はドラッグにはまりました。そして、ついにある日、どうしようもなくなって、こう叫んだのです。「神様、もうだめです、助けてください！」こうして初めて、彼は助けを求めたのでした。それまで彼は、何人もの精神科医やセラピストに診てもらいましたが、ほとんどの場合、主導権を取ったのは彼でした。それが、彼の防衛の仕組みだったのです。つまり、自分が主導権を取ることによって、セラピーが彼の内なる苦悩に触れないようにしたのです。

しかし、今回、彼はすでに苦悩の限界に達しており、支援を素直に受けることにしました。

私は彼に、アルコール依存症者のための自助組織、アルコホリックス・アノニマス（AA）に参加するよう助言しました。そこでは、自分が感じていることを表現して、苦悩をかかえている自分を支援してもらうことができます。

彼はそこで、「私はアルコール依存症です」と言うことによって、自分が置かれた状況をありのままに認めることができました。最初の段階を越えることができたのです。

この最初の段階とは、岸にたどり着くための救命ボートです。ただし、この段階にとどまるなら、彼は、今度は、コーヒー、タバコ、ギャンブル、セックスなどに依存して、内なる空虚感を満たそうとするでしょう（タバコを吸うのは、多くの場合、タバコの煙で自分を包んで姿を隠し、自分を守るためです。また、幼い頃に、愛情、温かさ、安全などを意味していた〈ママのおっぱい〉を吸うためです）。

次に来る段階は、ボートを捨て、陸地に上がって、人生を歩み出すことです。そのために、ジャン

＝ピエールは、彼を孤児院に置き去りにした母親を許す必要がありました。また、無知ゆえに彼を苦しめた人たちも許す必要がありました。さらに、相手にきちんと要求して受け取ることを学び、自分の感情を受け止めてそれを充分に感じ取り、その上で統御することを学ぶ必要がありました。そして、最後に、内なる空虚を作り出している生きづらさから解放される必要があったのです。

もちろんそれは、一朝一夕にできることではありませんでした。彼にとって、まったく新しい生き方だったからです。しかし、一日一日と、彼は自分に対する信頼と人生に対する信頼を取り戻していきました。現在、ジャン＝ピエールは、こう言うことができます。「私は、アルコール依存症から抜け出しました」

アルコール依存症者や薬物中毒者に対する相互扶助の運動は素晴らしいものです。ただ、それが、新たなる依存の対象にならないように注意する必要があるでしょう。

それらの運動は、自由への橋渡しになることができます。ただし、そのためには、参加者が、自分の依存を認め、そこからの解放の難しさを受け入れる、という初期の段階をくぐり抜け、その後のすべての段階を確実に通過していく必要があるのです。

私は、アルコホリックス・アノニマスに何年も通いながら、次のように言う人を何人も知っています。「私は、完全なアルコール依存症なんです」

この言葉が意味するところは、こうです。「私に何をしても無駄です。私は何もできません。お手上げ状態です」

こういう人たちは、最初の段階は越えたけれど、次の段階には行こうとしていない人たちであると言っていいでしょう。

でも、誰であろうと、生きづらさから癒されることは可能なのです。アルコール依存症や薬物中毒から解放されるには、この生きづらさから癒されることが不可欠です。お酒を飲むのを我慢する、あるいはドラッグを我慢する、というのは、意志的な努力の結果でしかありません。それでは、癒やされたことにならないのです。

実際、そうした人々がふたたび深い苦悩を感じると、彼らの意志は大きくゆらぎます。そうなると、お酒を飲む、あるいはドラッグをやる、ということだけが頭を占めるようになるでしょう。それを防ぐのは、彼らを励ます人が目の前にいてくれることです。でも、それは傷口への絆創膏に過ぎません。傷口自体は、まだ治ってないのです。本当に傷を治すには、生きづらさそのものに取り組まなければなりません。

ただし、本当に癒されるということは、お酒を二度と飲まない、ということではありません。心の傷口がふさがって、絆創膏がいらなくなった時に、真の意味で癒やされたと言えるのです。

苦しみからの逃避の別の形としては、精神障害、ノイローゼ、うつ状態、自殺願望、そして、実際に自殺することなどがあります。

そういった症状には、抗うつ剤などの向精神薬が投与されることがありますが、その結果、ほとんどの場合、彼らの心は無感覚になってしまいます。そして、それによって、彼らの望むこと——苦しみを感じなくなること——が実現してしまうのです。

しかし、それによって、彼らが本当の意味で苦しみから解放されることはありません。薬を飲むことによって一時的に楽にはなるでしょうが、それはほんの短期間のことに過ぎません。長期的に見れば、それは患者に害を与えることにしかならないのです。

なぜなら、それは、本当の癒しを引き起こすために必要な意志の力を、患者から奪ってしまうからです。坑うつ剤に依存するようになると、さらにうつ状態がひどくなったり、精神病がひどくなったりします。

ジャクリーヌは、躁うつ病をわずらっています。ジャクリーヌが子どもの頃、お母さんは精神障害の人を預かっていました。その人の世話でお母さんが手一杯だったので、ジャクリーヌは、自分が忘れられ、見捨てられたように感じていました。

それから少しして、弟が病気で入院しました。今度は、お母さんのすべての関心は弟に向けられました。そこで、ジャクリーヌはこう考えました。「私は、価値のない人間なんだわ。私には、誰も関心を向けてくれないし、いるべき場所もない」

そんな苦悩を感じながら、彼女は大人になっていきました。結婚して、夫が仕事に没頭するようになると、彼女はさらに見捨てられたように感じました。そして、どんどんと、うつ状態に入っていったのです。

ジャクリーヌは、私に対して、夫が自分を精神科に連れて行ってくれた時、まるで大人の腕に抱かれた赤ちゃんのような気がした、と打ち明けてくれました。彼女は、無意識のうちに、自分を、あれほど欲しかった関心を得ることのできた赤ちゃんのように感じていたわけです。


ナターシャは、家族や友人たちから離れ、夫、そして赤ちゃんとともに見知らぬ町に引っ越しました。落ち着いて間もない六カ月後に、夫が、その見知らぬ町で彼女を見捨てました。彼女は、あらゆる感情を押し殺しました。というのも、彼女が育った家庭では、感じていることをはっきり口に出したり、泣いたりすることが固く禁じられていたからです。すべてがうまくいっているように振舞わなければならなかったのです。

しかし、ついにある日、彼女は爆発してしまい、強制的に精神科に入院させられたのです。何年ものあいだ、彼女はさまざまな精神障害を示し続けました。

多くの人たちと同様に、ナターシャも、心を深く傷つける経験（虐待、暴力、両親の離婚、夫による見捨てなど）をしたあとで、感情を抑えきれなくなってしまったのでした。自分に大きな苦痛を与える経験を受け止めることができず、日常の現実から退却してしまったのです。

フランソワの父親は、彼が七歳の時に自殺しました。フランソワは、その後、自分自身、そして家族が、社会から疎外されていると思い込み、深い劣等感を育み続けました。

自分を無価値だと感じないようにするために、彼は勉学に励み、また一生懸命仕事をしました。しかし、四七歳の時、全身全霊をかけていたプロジェクトから外され、とうとう限界に達してしまいました。闘う気力をなくし、うつ病におちいったのです。

私が、初めてフランソワに会った時、彼は薬のせいで朦朧《もうろう》としていたので、私はセラピーに果たして意味があるか、大いに疑問を感じたものです。しかし、その後、彼は薬の量を減らし、力を取り戻し、ふたたび坂道を登り始めました。彼は、生きづらさから解放され、うつ病も治ったのです。そうして、新たな人生を築き直す決意をしたのでした。

生きづらさを感じていると、私たちはどうしても自分を破壊するようになります。そんなふうにして、自分の苦しみの原因であると考えている人物に、責任を負わせようとするのです。あるいは、人生が私たちに押しつけている（と思い込んでいる）苦しみを消し去ろうとして、自殺することさえあるかもしれません。

シャルルが二歳の時に、お母さんがガンで亡くなりました。そこで、おばあさんに育てられましたが、彼が一二歳になった時に今度はそのおばあさんが亡くなりました。その頃、お父さんはすでに再婚していました。継母はシャルルの面倒を見ようとしなかったので、お父さんがなんとか世話をしてくれました。シャルルは、勉強にのめり込み、そこだけに慰めを見出すようになりました。

大人になると、仕事に没頭するようになりました。結婚しましたが、仕事に逃避する姿勢を変えることはありませんでした。彼は、ある省庁で働いていました。そして、燃え尽き症候群にかかり、その結果、精神障害を引き起こしました。

シャルルは、失業することを非常に恐れていました。そこで、今のポストにとどまるために、長時間の残業をおこない、あらゆるエネルギーを投入して頑張りました。

苦痛をともなったこの超人的な努力によって、彼はすっかり消耗してしまい、仕事を続けられなくなりました。

病気休暇を申し出たところ、「休暇後に雇用契約を更新することはできない。ただし、次の仕事を探すために一年間は給料を支払う」、と告げられました。

そう言われたことで、シャルルは生きづらさのただ中に突き落とされました。彼は食欲を失ってやせ細り、ノイローゼ状態になりました。生ける屍《しかばね》のようになったシャルルを見て、妻は彼のもとを去りました。シャルルにとって、それは残酷な追い打ちでした。彼は生きる意欲を完全に失って、精神障害になりました。

深い罪悪感や失望感を持っている場合も、自己破壊に結びつき、食欲不振症、過食症、ガン、筋ジストロフィ、アジソン病、パーキンソン病、血小板減少症、ハンセン病、壊疽《えそ》、エイズなどを引き起こすことがあります。

では、深い罪悪感や失望感はどうして引き起こされるのでしょうか？　その原因を探るために、これからいくつかの代表的な例を見てみましょう。

食欲不振症

食欲不振症になる人は、人生への意欲を失っており、それが、人生の象徴である食べものへの欲望の喪失、という形で現われるのです。食欲不振症の人は、自分を拒絶しており、そのために人生を拒絶します。心の底に深い失望感がわだかまっているのですが、身近な人はそれに気づくことができません。場合によっては、その人がやせることがありますが、常にそうであるとは限りません。時に、肌の青白さによって、食欲不振をうかがうことのできる場合があるでしょう。食欲不振症の人たちの中には、太ることへの異様な恐れを持っている人もいます。

アネットが胎児だった時、母親が自殺願望を持っていたので、アネットは絶えず失意にさらされていました。生まれてからも、体がすごく小さかったので、彼女は孤立していました。彼女は、遊びに加わるよりも、遊んでいる友だちを見ていることの方が好きでした。

思春期の頃、彼女は食欲不振症にかかりました。大人になると、仕事に没頭して気をまぎらせました。彼女は、心の中に大きな空虚感をかかえ込んでおり、恵まれた仕事も、夫も、子どもたちも、けっしてその空虚感を埋めることができませんでした。

ジャンヌはケンカと暴力の絶えない家庭で育ちました。不安を隠し、涙を抑え、深い恥の感覚を押し殺して育ちました。思春期になると、拒食と過食のあいだを揺れ動きました。三二歳になって私のところに相談に来た時、彼女は激しい頭痛にさいなまれるようになっていました。

マルティーヌは食欲不振症でした。看護師をしていましたが、体が小さく、やせ細って、青白い顔をしていました。でも、まわりの人たちは、誰一人として、彼女が食欲不振症に悩んでいることを知りませんでした。活動的でもなく、人気者でもありませんでしたが、仕事だけはしっかりやっていたからです。

生まれた時、すでに彼女は膝に障害をかかえていました。そのために、彼女はかなり危険な手術を何度も受ける必要がありました。

そうした幼い日々、まわりの人たちから、不自由な膝について指摘されることが多々ありました。その結果、彼女はそんなふうに生まれたことを恨み、自分を完全に拒絶するようになりました。そして、当然のことですが、人生をも完全に拒絶するようになったのです。

また、手術のせいで、成長が阻害されたように思われました。そして、大人になった今、彼女は自分の身長のせいで自分を拒絶しているのです。

彼女の夫が、ある日、私をテレビで見て、彼女にこう言いました。「この人のところに電話をしてごらん。彼女なら、きっと君を助けてくれると思う」

実際、その通りになりました。私のセラピーを受けて彼女は考え方を変え、自分を受け入れ始めました。すると、まわりの世界も変わり始めたのです。セラピーが終わる時、彼女は私にこう言いました。「今週、初めて食欲を感じました」

それは、こういう意味だったのです。「私は、人生に〝イエス〟と言い始めました」

過食症

過食症になった人は、強迫的に大量の食べものを摂取するようになります。場合によっては、目に入る食べものはすべて、何でも食べてしまいます。

そんなふうにして、たくさんの食べものを飲み込んだあとで、ある場合には太ることを恐れ、またある場合には自分に苦しみを与えるため、喉に指を突っ込んで食べものを吐き出します。

過食症は、病理的な自己破壊の一種であり、しばしば、見捨てられたという気持ち、または深い罪悪感が原因となって起こります。また、若い女性たちの場合、やせることへの異様な執着のあとで、過食症がいきなり現われることもあります。

ヴァレリーは、数年前から過食症で悩んでいました。どうして自分がそうなったのか、まったく分かりませんでした。そして、私に、「今では、ほとんど条件反射のようになっていて、ブレーキをかけることがまったくできないのです」と言いました。

グループ・セラピーを受けていた時、彼女はそれまで忘れていたことを思い出しました。それは、彼女が一二歳の時のことでした。彼女は、母親と一緒に病院の診察室にいました。医者が母親に向かって、何か変わったことはないかと尋ね、母親がこう答えたのです。「このところ、娘の体重が増えてきているようですので、食事制限をさせましょう」

ヴァレリーは、母親の返答を聞いてものすごく驚きました。それまで、自分が太っているとは思ってもいなかったからです。その時から彼女は、どうしてもやせなければいけないという思いに取り憑《つ》かれたのです。こうして、食事をするたびに、そのせいで太るのではないかと恐れ、食べものを吐くようになりました。

ルイーズは二六歳になります。二〇歳の頃から過食症に悩んでいます。二〇歳というのは、彼女のお母さんが亡くなった年にあたります。彼女の母親は、最初の子どもを生んだ時から、心臓の血管に問題をかかえるようになりました。そして、二人目の子ども、つまり、ルイーズを生んだ時に、この問題がさらに悪化したのです。

ルイーズが幼い頃、彼女の母親は子どもを生むべきではなかった、と親戚の人が言うのを聞きました。それを聞いて、ルイーズは罪悪感をいだき、自分を拒絶するようになりました。さらに、人生を拒絶するようになりました。なぜなら、母親が苦しんでいるのは母親が自分を生んだせいだと思ったからです。

母親が亡くなった時、ルイーズは内心、ほっとしました。というのも、母親が苦しむのをそれ以上見なくてすんだからです。でも、それ以来、彼女は、ますます激しく、自分と、自分の人生を拒絶するようになりました。というのも、生きていることにさらに深い罪悪感を感じたからです。そのため、無意識のうちに、彼女は自分を破壊し始めたのです。

どうすれば、ルイーズはそこから抜け出すことができるのでしょうか？　そのためには、まず、母親が亡くなったのは自分のせいではない、ということを認めなければなりません。本当は、ルイーズのために、母親はもっと長生きしたかったのです。ルイーズが学業を終えて人生に旅立つのを、母親はしっかり見届けたかったからです。

そういったことを理解して、ルイーズは、自分を徐々に受け入れられるようになりました。そして、やがて、自分の人生に目的を発見できたのです。

自分が生きづらさをかかえ込んでいるかどうかを知るために、以下の項目にチェックを入れてみてください。

□自殺したいと思ったことがある
□時々、うつ状態になる
□鼻で息をすると、苦しい感じがする
□時々、鼻血が出る
□肺炎にかかったことがある
□幼い頃、髄膜炎にかかったことがある

□下腹部が圧迫されるように感じることがある
□よく爪を噛《か》む
□自分は孤独だと思う
□見捨てられることを恐れている
□愛情、アルコール、ドラッグなどへの依存がある

以上のうち、チェックした項目が多ければ多いほど、あなたは生きづらさをかかえ込んでいることになります。

では、生きづらさの原因を探るには、どうすればいいのでしょうか？　そのためには、自分の人生を振り返り、再構成してみる必要があります。

その際、もし可能なら、あなたに深い影響を与えた出来事について語ることのできる人――母親、またはそれ以外の身近な人――に、尋ねてみてください。

胎児の時

母親が体験していることは、すべて、胎児に伝わります。なぜなら、母親と胎児は深い絆《きずな》（へその緒）で結ばれており、いわば共生しているからです。

したがって、母親が絶えず悲しみを感じていれば、胎児もまた悲しみを感じるのです。場合によっては、誕生してからも、その悲しみを感じ続けるでしょう。それから解放されるためには、何らかのセラピーが必要になります。

誕生の時

□母親が、未婚の状態であなたを妊娠した
□母親が、妊娠中、長期間にわたって苦しんだ
□出産する際に、母親の肉体、または健康が害された
□出産の時、またはそのあと何年かして、母親が亡くなった

もし、これらの項目の一つにでもチェックが入ったとしたら、あなたは生きることに対して罪悪感を感じている可能性があります。

この罪悪感があるせいで、あなたは不幸な出来事を経験しているかもしれません。あるいは、幸福になることに困難を感じているかもしれません。生きることに対する罪悪感については、第七章で詳しく説明します。

では、さらに、以下の項目にチェックを入れてみてください。チェックが多ければ多いほど、あな

たは生きづらさをかかえ込んでいます。

幼年期

□孤児院に預けられた
□お母さん以外の人（祖母や伯母）に育てられた
□病院に入院したことがある
□ケンカや暴力の絶えない家庭で育った
□はずかしめを受けながら育った
□父親または母親が亡くなった
□家族が苦しんでいたために無力感を感じたことがある
□非難されたり、虐待されたりしたことがある

思春期

□親に対して過度に従順だった
□親に対して過度に反抗的だった

□にきび、痩身、肥満などで苦しんだ
□拒食症や過食症になったことがある
□失恋した時、見捨てられたと感じて、死にたいと思った

生きづらさから解放されるために

では、あなたの記憶を探って、あなたに生きづらさを与えることになった記憶を、もう一度たどってみてください。そして、心身をリラックスさせた状態で、その出来事の中に戻り、生きる意欲をなくしているかつてのあなた自身を、やさしく抱きしめてあげましょう。

私は、第五章の中で、かつて私が寄宿舎に預けられた時のことを語りました。私は、その出来事のせいで、自分が見捨てられたと感じ、生きる意欲をなくしてしまったのでした。私が、どのようにしてその状態から解放されたのか、もう一度、詳しく以下に語ってみましょう。

――私は、椅子に座ってリラックスしました。それから、想像力を使って、寄宿舎、そして教室を、目の前に見るように思い出しました。すると、自分の中に住み続けている、当時六歳だった女の子（インナー・チャイルド）が見えてきたのです。一方で、大人である現在の私が、その子の方に近づいて行くのが見えました。

小さな女の子は、目に涙をためて、教室の机の上に突っ伏しています。大人の私は、彼女の髪をやさしくなでて、こう尋ねました。「そうやって死ぬのとは別のやり方があるんじゃない？」

すると突然、その小さな女の子は、ほかに選択肢があることに気づいたのです。長い階段を上がって、修道女のところに行き、自分が苦しんでいることを告げればいいのです。大人の私は、六歳の私の手を引いて、共同寝室の方へと連れて行ってあげました。彼女は、修道女に向かってこう言います。「シスター、教室はとても寒くて、私は具合が悪くなりました。ほかのやり方はありませんか？」

すると、その修道女は起き上がって、病気の子どもが寝ている保健室に行き、その子にこう言ったのです。「あなたはもうだいぶ良くなったようだから、自分のベッドに戻って寝なさい」

それから、小さな私の方に振り返って、こう言いました。「さあ、あなたがこのベッドに寝なさい」

そして、私をベッドまで連れて行き、頭をやさしくなでてから、「よく眠るのよ」と言って部屋から出ていきました――。

もちろん私が六歳の時には、実際にはそうしたことは起こりませんでした。しかし、脳は、〝現実〟と〝想像〟の区別をしない、ということを思い出しましょう。〝想像〟が、まるで本当のように生きとしていれば、脳はそれを〝現実〟と見なすのです。

その結果として、すでに記録されている結論が書き換えられるのです。

私の場合、記録されていたのは「生きる＝苦しむ」と「見捨てられる＝生きていられない」でした。

それが、想像力を使ったワークによって、「生きる＝苦しむ＝助けを求める＝助けが得られる」という結論に変化したのです。

このワークをしてから数年後、私はある男性と別れる体験をし、見捨てられるという強烈な感情をふたたび味わいました。でも、その時、私は、信頼するセラピストに助けを求めることができました。私は、左の胸が痛くて、体の左側を下にして眠ることができませんでした。

そのセラピストは、エネルギーによるマッサージをおこなう人でした。彼女はこう言いました。「私は、あなたの左胸から一メートル以内に手を近づけることができません。手が焼けるように痛むからです」

それから、さらにこう言いました。「どうして、あなたにとって、男性のまなざしがそれほど大切なのかしら？　私には、あなたの体がこう言っているのが聞こえます。『パパ、私を見て！　そうじゃないと、私は生きていられないの！』」

それを聞いて、私は激しい感情に見舞われ、息をすることができないくらいになりました。私は、そのような強烈な感情に襲われたことに驚きました。というのも、私は、自分がそんな言葉を発したことなど覚えていなかったからです。父親に関する唯一の記憶は、葬儀場で、棺桶に入った父親を見たことだけです。その時、私は、六歳でした。

それからしばらくして、私は、母親に会いに行き、二人きりになる機会を作りました。そして、こう言いました。「子どもの頃の思い出に関して、不思議なことに、まるでジグソーパズルのように、欠けたピースがいくつかあるの」

それから、母には直接関わりのない質問をいくつかしました。というのも、母は、自分の過去についてまったく語りたがらない人だったからです。

私は、こう聞きました。「子どもの頃、私は、お父さんに会ったことがあると思うんだけど……」

母の答えはこうでした。「そうね、一度、お父さんが家に来たことがあるわ。あなたは、その時、生まれて八カ月くらいで、ハイハイをしていた。お父さんは、別居中の私を迎えに来たんだけど、私は、ぜったいに帰りたくなかったので、はっきり断った。あなたは、ハイハイをしてお父さんに近づき、そのあとで両手を差し出したわ。でも、お父さんは、あなたを見もせずに、踵《きびす》を返し、ドアをバタンと閉めて出て行ったの」

私は、四〇年以上も前の出来事を、そんなにはっきりと母が話すのを聞いてびっくりしました。母とのこの会話のあと、私は、ふたたび、自分の感情記憶から自由になる試みをしました。私自身には記憶がなかったので、母から聞いたことと自分の想像力の両方を使いました。

――小さい頃に住んでいた家を、私は覚えていました。私は、その家の、庭、ドアというふうに、ありありと思い出しました。母が居間にいるのが見えます。父もその近くにいます。私は、八カ月の赤ちゃんが父の方に近づき、両手を差し出すのを見ます。父は、踵を返し、ドアをバタンと閉めて出ていきました。

その時、大人になった私が赤ちゃんの方へ近づいて行くのが見えました。大人の私は、赤ちゃんをやさしく抱き上げ、こう言います。「パパが、あなたを無視したのは、パパ自身がママに無視されたからなのよ。愛するママを迎えに来たのに、そのママに無視され、見捨てられた形になったので、あなたのことを考える余裕がなくなってしまったの。でも、大丈夫。私が、ここにいるから。私が、あなたをしっかり見ています。ほかのみんながあなたを見捨てたとしても、私はぜったいにあなたを見捨てないからね」

八カ月の私は、愛されたと感じ、生きる意欲を取り戻しました——。

生きづらさというのは、自分は愛されていない、だから生きていくことができない、と思い込んだために生じます。しかし、実際は、その人は私たちを見捨てたのではありません。その人は、私たちが望むように私たちを受け入れることができなかっただけなのです。あるいは、私たちが手に入れたかった関心を与えることができなかっただけなのです。私たちがそれを誤解して、みずから生きる意欲を失ってしまったわけです。私たちは、次のように考えて、自分自身を見捨てたのです。「愛のない世界に生きて、いったい何になるのだろう?」

過去の出来事に対する間違った思い込みを変容させたあとで、私は、今後、どんなことが起きたとしても、けっして自分を見捨てることはすまいと固く決意しました。たとえ、世界で一番愛する男性が私のもとを去ったとしても、私自身はけっして自分を見捨てまい、と誓ったのです。

自分自身にやさしいまなざしを注ぎ、自分自身に微笑《ほほえ》みかけ、人生が私に差し出してくれるあらゆる贈りものに対して心から感謝しよう、と考えたのです。

まとめ――生きづらさから自分を解放するための方法

①生きづらさの原因となった出来事を発見する。その際、発見しやすいものから始めましょう。いきなり幼年期まで無理にさかのぼる必要はありません。
②心身をリラックスさせて、その出来事をもう一度体験し直す。その出来事が引き起こした感情や結論の中にとどまらないようにするため、その時に言わなかったことを言い、その時にしなかったことをしましょう。その出来事から、あなたにとってためになる新しい結論を引き出しましょう。

③現在のあなたが、その時のあなたを抱きしめてあげる。その時のあなたが落ち込まないようにしてあげましょう。苦しみや涙を押し殺さないようにしましょう。陰にかくれて泣かないこと。
④あなたの苦しみを隠している仮面をはずす。
⑤あなたの悲しみや苦しみを、愛情や思いやりを持って冷静に聞いてくれる人に打ち明ける。その人は、あなたの癒しのプロセスに付き添ってくれ、具体的な行動を提案してくれる人であることが必要です。
⑥他の人たちのまなざしに依存するのではなく、自分で自分を見つめてあげる。自分がこれまで

になしとげたことを誇りに思いましょう。また、自分自身を誇りに思いましょう。
⑦他の誰か、または他の何かに依存しなくても、幸福でいられることを確認し、人生の一瞬一瞬を深く味わう。もちろん、その幸福を独占するのではなく、多くの人と分かち合いましょう。
⑧あなたの家族が苦しんでいたとしても、自分まで苦しむ必要はありません。それぞれが、それぞれのやり方で幸福になることが、私たち人間に求められているのです。

第七章　罪悪感から あらゆる不調が生まれる

考え方や態度によって、私たちは、自分を、幸福にも、不幸にもしている。
——ポール・ヴェルレーヌ

罪悪感というのは、どこから来るのでしょうか？　罪悪感は、私たちが育てられる過程で植えつけられます。ここでは、教育的環境と家庭的環境について見ていきましょう。

教育的環境から来る罪悪感

教育的環境は、それなりのやり方で、私たちに罪悪感と恥の感覚を植え込み続けてきました。

子どもの頃、私は文章を書くことが好きで、いずれは作家になりたいと思っていました。ところが、私は綴《つづ》りを正確に書くことができなかったのです。その頃、私は、人間には視覚型と聴覚型があることを知りませんでした。視覚型の人間は、映像や実例に基づいて理解するため、概念や規則がうまく把握できないのです。

私が受けた教育は、概念や規則を通して教えるという、聴覚型の人間のためのものでした。ところが、私は、視覚型であり、ほとんど聴覚型の要素を持っていなかったのです。

残念なことに、私の先生たちは、そうした知識を持っておらず、自分たちの考え方に対応できない子に対しては、単に罰することしかしなかったのです。ですから私も、綴りを間違えた時は、定規で叩かれるだけでした。大人になってその時のことを思い出すと、とても残念な気持ちになります。先生が、定規で私を叩く代わりに、もっと丁寧に分かりやすく文法の規則を説明してくれていたら、どんなによかったことでしょう。

そんな私が、当時の「書き取り」の試験にどれほどストレスを感じていたかは、容易に想像できるでしょう。私は、つらくて、つらくて、ほとんど単語を書くことができないほどでした。

どんなことに対してでも、罰を与えられると、私たちは、自分が悪い人間である、したがって愛に値しない人間である、と考えるものです。

また、成績順を書き込んだ通知表が私たちに与える影響は、はかりしれません。一番になった子は、両親に対しては誇らしく感じるかもしれませんが、自分のきょうだいやクラスの仲間たちに対しては罪悪感を感じる可能性があります。

医者である私の友人のドゥニが、ある時、給料のことで自分がどれほど苦しい思いをしているか、ということを打ち明けてくれました。彼は、お姉さんより高額の給料をもらっており、そのことで深い罪悪感を感じていたのです。

子どもの頃、彼はいつも成績がクラスで一番でしたが、お姉さんは勉強の出来があまりよくありませんでした。宿題をする時間になると、彼はさっさとすませて、すぐ遊びに出かけました。一方、お姉さんは、宿題ができないため、両親から叱られたり、叩かれたりしていました。それを見て、ドゥニは大きな罪悪感を感じていました。

やがて、二人は大人になり、ドゥニは医者に、お姉さんは事務員になりました。ドゥニは高額の給料をもらい、大きな家に住み、自分の欲しいものは何でも買うことができました。それに対して、お姉さんは、わずかな給料しかもらえず、1DKのアパートに住み、中古車さえ買うことができません。

自分はすべてを手に入れ、お姉さんは何も持っていない、という状況を、ドゥニは改めて不当であると感じました。そんなふうに罪悪感を持ったためでしょう、彼はまずい投資をして大金を失い、家を売るはめにおちいりました。

彼の破産は、彼なりのやり方で罪悪感から逃れるための無意識的な方法だったのです。今や、彼は、こんなふうに考えて、自分を慰めているのでしょう。「確かに、姉は何も持っていない。でも、僕だって、もう何も持っていないんだ」

ある時、私がクラスで一番になりました。私はすごく誇らしい気持ちになり、早く帰ってお母さんにそのことを言いたいと思いました。家に帰る途中で、いつも一番を取っている子とすれ違うと、その子は顔を歪めてこう言いました。「いい気になるんじゃないよ。鳥ガラのくせに！」

彼女の悪口は、私がやせていることに当てつけたものでした。この悪口を聞いて、私はこう思いました。「私が一番になると、他の子たちは私のことが好きじゃなくなるんだ」

こうして私は、それ以来、学校で、けっして一番にならないようにしました。学校を出てからも、私は目立つ位置に身を置かないようにしました。いつも、日陰にとどまるようにしたのです。

子どもの頃の成績は、親との関係に影響を及ぼし、大人になると、職場における立場に影響を及ぼします。例をあげてみましょう。

ある男の子が、テストで七五点を取って、家に帰り、お父さんにその答案を見せました。するとお父さんがこう言います。「なんだ、八〇点、取れなかったのか」こうしたことが繰り返されると、やがて、この子は、こんなふうに結論づけて、無力感に襲われるはずです。「僕は、大好きな人をぜったい満足させることができないんだ」

この子が大人になると、どうせ何をやっても無駄だ、と考えて、人生に努力しなくなる可能性があります。自分には能力がないという感じは、この人に、低血糖症として現われるかもしれません。似たような境遇で育った別の人は、上司に認められようと頑張りすぎ、やがて燃え尽き症候群になるかもしれません。

自分が六五点を取っても評価されず、九〇点を取ってやっと評価されるような子どもは、こう考えるでしょう。「僕の親は、僕の努力をちゃんと評価してくれていない」

そして、やがて、職場でも同じように反応するようになるでしょう。つまり、評価されていると思うことのないまま、全力を出して人のために尽くすのです。そんな無力感は、やがて貧血や低血圧症となって現われる可能性があります。

家族的環境から来る罪悪感

絶えず働き続け、のんびりする時間も、娯楽の時間も取らない親がいたとします。あなたがテレビを見ていると、そんな親が、あなたを「なまけ者の役立たず！」と決めつけます。そんな場合、あなたはきっと罪悪感をいだくことでしょう。

そんなふうにして育つと、あなたはのんびりすることができなくなり、たまにいいことがあると、すぐに罪悪感をいだくかもしれません。そうすると、スポーツをしていてケガをしたり、喜びを台無しにする状況を招いたりする可能性があります。

私が幼い頃、家には数人のきょうだいがおり、母が一人で働いて家計を支えていました。母は、日中は制服工場で縫い子として働き、夜になるとビルの清掃をしていました。週末は週末で、仕立ものなど裁縫の仕事を引き受けていました。そのため、けっして休むことがなかったのです。私は、そんな母を、すごい働き者だと思っていました。

時々、私は夜中近くに目が覚めることがありましたが、そんな時も、母は仕立てをしたりアイロンをかけたりしていました。私はそれを見て、とても悲しく感じたものです。まったく母の助けになることができなかったからです。

消耗しきった時など、母は私たちにこんなふうに言いました。「もしかすると、ママはもうすぐ死ぬかもしれないわ」

それを聞いて、私はものすごい不安と無力感を感じたものです。この私の無力感は、いずれ罪悪感に変わりました。というのも、もし私たちが生まれなければ、母はこんなに働かなくてもよかったはずだと思ったからです。

そして、私は生きること自体に罪悪感を感じるようになり、当然のことながら、楽しいことがあっても罪悪感を感じるようになったのです。

私は、母との関係で生じた罪悪感を感じないようにするため、彼女の生き方のシナリオを自分も引き受けるようになりました。つまり、今度は私が、母のように一人で家族全員を引き受け、同時に二つ、多い時には三つの仕事をするようになったのです。私は、数年のあいだ、週に七〇時間以上働きました。でも、それは私にとって、お金の問題ではなかったのです。私は、無意識のうちに、忙しく働くことで気をまぎらわし、自分が感じていた苦しみを感じないようにしていたのです。

時に、母には経験することができなかった海外旅行を自分にプレゼントしたりすると、私の罪悪感はさまざまな形を取って現われました。私は旅先で病気になったり、一緒に行っている人とケンカしたり、ハンドバッグをなくしたりしたのです。

楽しいことに対する罪悪感があると、私たちは無意識のうちにいろいろな不都合を作り出し、人生が私たちに提供してくれるよい機会を台無しにしてしまいます。たとえば私は、豪華なホテルに泊まると、そのたびに胃の調子がおかしくなり、せっかくの豪華な食事が食べられなくなるのでした。私は、無意識のうちに、母や姉妹たちに申し訳ないと思い、せっかくの機会を台無しにしていたのです。

このように、罪悪感を感じないようにするために、私たちは、無意識のうちに、実にさまざまなことをするものです。

例をあげてみましょう。ある母親が、夫婦関係がうまくいかないので、子どもに向かってこう言いました。「あなたさえいなければ、お母さんは離婚できるのに」

それを聞いた子どもは、こう考えるかもしれません。「僕がいなければ、ママは苦しまなかった。だから、よくないのは僕なんだ」

この子は、罪悪感を感じまいとして、次から次へと病気にかかり、自分を苦しめるかもしれません。

最後にもう一つ、私たちが罪悪感を感じないようにするための計略をあげておきましょう。それは、〈剥奪の仕組み〉と呼ばれているものです。つまり、何かが私たちを幸せにしそうになると、私たちは、それをぶち壊すような状況を引き寄せるのです。

たとえば、ある人が、新車を買ったとします。ところが、いろいろな問題があとからあとから起こって、しょっちゅう修理工場に行かなければならなくなるのです。

あるいは、別のある人が、長いあいだ望んでいた家を買ったとします。ところが、急に仕事が忙しくなり、家にいる時間がほとんどなくなって、せっかくの新しい住環境を楽しむことができなくなるのです。
それ以外にも、〈剥奪の仕組み〉としては、余暇や自由な時間の不足、配偶者の不在、お金の欠乏などがあります。

罪悪感は、私たちを破壊する感情の中でも、最も強力なものの一つである。

罪悪感には四つの主要なものがあり、それ以外の罪悪感は、すべてその四つから派生します。その四つの罪悪感とは、以下のようなものです。

①ある人の苦しみ、または死亡の原因になったことによる罪悪感
②親しい人を失望させたことによる罪悪感
③親しい人を助けるために何もできなかったことによる罪悪感
④他の人よりも多くを受け取ったことによる罪悪感

では、それぞれの罪悪感について、説明していきましょう。

①ある人の苦しみ、または死亡の原因になったことによる罪悪感

私の息子のミカエルは、生後六週間で細気管支炎になりましたが、それは、ちょうど、私が激しい筋肉痛をともなうインフルエンザにかかっていた時でした。

それ以来、息子はいろいろな事故に遭いました。生後九カ月の時には、階段から落ちましたが、打ち所が悪ければ命を失うところでした。そんなふうにして、幼稚園から小学校まで、不運に見舞われ続けたのです。

ある日、私は、どうしてこんなに事故が続くのだろうと自問しました。ミカエルが生まれたあと、私は肉体的に大変な苦しみを味わいました。ミカエルが生まれた時、私は手術を受けましたが、その傷が治るまで六カ月もかかったのです。

息子はたぶん「僕が生まれたから、ママはすごく苦しんだんだ」と考えて、罪悪感を感じていたのだと思います。やがて息子と会話ができるようになると、私は、彼が私の苦しみの原因になったのではない、ということをきちんと伝えました。それどころか、彼が生まれることによって、私に大きな幸せをもたらしてくれたと言いました。すると、彼の事故は、ぴたっとやんだのです。

愛する人に苦しみを引き起こしたことによる罪悪感の一つとして、両親の願いに反する選択をして、両親を悲しませたことによる罪悪感というのがあります。たとえば次のようにして両親を悲しませた場合です。

- 両親が望まない相手と結婚する。
- 生活を切り詰めて大学に行かせてくれたのに、学業を途中で放棄してしまう。
- 離婚をして両親を失望させる。

私自身も、同様の理由から、子宮ガンになったことがあります。私は、娘のカリーナが生まれて六カ月後に、夫と別れました。しばらくして、心が落ち着いた頃、私は、母にそのことを打ち明けました。それは、夏の美しい夕べのことで、私と母はカリーナが遊ぶのを眺めていました。母が私に言いました。「私はね、自分の人生をすべて、子どもたちのために犠牲にしたのよ」でも、私は、母にこう答えました。「私は、娘が大きくなっても、絶対にそんなことは言わないわ」私は、自分たちが母から人生を奪ったと考えて、深い罪悪感を覚えました。また、自分の離婚によって、娘から父親を奪う結果になったことで、同様に罪悪感を感じ、いっそう自分をエゴイストだと感じたのです。

そのことがあってからしばらくして、私は、月経の時期ではないのに出血があることに気づきました。初めのうちは、そのことに、大して注意を払いませんでした。過労のせいだと考えたのです。しかし、数カ月が過ぎると、子宮に激しい痛みを感じ始めました。そこで、仕方なく病院に行き、検査の結果、子宮の頸部にガンがあることが発見されたのです。

何種類かの治療がなされました。医者は、子宮摘出を勧めました。そして、いずれにしても子どもはもう絶対にできないだろう、と付け加えたのです。

私は、そういう事態に対して、まったく心の準備ができていませんでした。私は、子宮摘出をせず、苦しみに耐えることを選びました。というのも、心の奥の方で、もう一人子どもを生むことを望んでいたからです。

それから、私は二人目の配偶者に出会い、妊娠しました。そして、男の子を出産したのです。それがミカエルでした。この時、私の子宮の問題は、まったく消えていました。一方で、娘に対しては、もう罪悪感を感じていませんでした。というのも、娘にまたパパを与えることができたからです。

ところが、五年後、私はふたたび離婚しました。

それから一週間もたたないうちに、ふたたび子宮頸部のガンの兆候が現われ始めました。

そこで、私は、ガンが現われるに至った経緯を振り返り、物語の再構成をしてみました。

まず、母との関係を見直し、母から人生を奪ったと考えたことによる罪悪感から、私は解放されました。それは、私たちのために人生を犠牲にしたと言った時、母が本当は何を言いたかったのかが分かったからです。母は、私たちをどれほど愛していたか、ということが言いたかっただけなのです。相手のために自分の人生を犠牲にする、というのが母の愛し方だったのです。

子どもたちに対する罪悪感に関しては、私は、今世における私の主要な学びのテーマである〈無執着〉に思い至ることで、解決できました。私は、父親の死亡、母親の不在ということを通して、〈無執着〉を学ぶ必要がありましたが、実は、私の子どもたちもそれを学ぶ必要があったのです。

親が学ぶ必要があることを、しばしば、子どもたちも同様に、彼らの霊的進化のために、学ばなければならないことがあります。そのことに気づいた時、私が悪かったわけではないことが分かり、私の罪悪感はなくなりました。

すると、ガンの兆候はきれいに消え去り、すべてがうまくいきだしたのです。私は、真の癒しに達しました。その日以来、私がふたたび子宮ガンになることはありませんでした。


次に、親しい人の死を引き起こしたことによる罪悪感ですが、これは、中絶をした場合にも起こり得るでしょう。そして、中絶をするように勧めた男性も、中絶をおこなわざるを得なかった女性も、共にそうした罪悪感を持つことがあります。

マルクは六カ月前から、アンドレアと付き合っていました。ある朝、マルクは、アンドレアが妊娠したことを知りました。とはいえ、マルクには、結婚して家族を作る気はまったくありませんでした。そこで、アンドレアに中絶するように勧め、アンドレアはそれを受け入れました。

中絶のあとで、マルクは深い罪悪感を感じました。というのも、自分が勧めたことによって、小さな生命が断たれたからです。自分が死刑執行人のように思われました。やがて、彼の髪が、まだら状に抜けていき、せっかくの容姿が台無しになってしまいました。一方のアンドレアは、中絶のあとで、卵巣ガンにかかってしまいました。

自分が、ある人の死に責任があると思った場合にも、親しい人の死を引き起こした時と同様の罪悪感を持つことがあるでしょう。

シュザンヌはそのとき六歳で、二歳になる妹のことが大好きでした。ところが、この妹が肺結核になってしまったのです。ある日、看護師をしている叔母さんが妹の世話をしに来てくれました。そして、シュザンヌに、「自分の部屋へ行って、幼きイエスさまに、妹を迎えに来てくれるよう祈ってちょうだい」と言いました。数時間後に、シュザンヌが自分の部屋から出て行くと、叔母さんが彼女に言いました。「あなたが幼きイエスさまに祈ってくれたので、イエスさまがそれを聞き届けて、妹を迎えに来てくれたのよ。妹は、天国に旅立ったわ」

それを聞いて、シュザンヌは、妹の死の責任は自分にあると思いました。そして、こう思ったのです。「もし私がお祈りをしなかったら、妹は死ななかったに違いない」

その後、長いあいだ、彼女はその罪悪感をいだき続けました。そのために、彼女は幸せになることができず、やがて肺に腫瘍《しゅよう》ができたのです。

ロクサーヌは若くて、まだ世の中を知りませんでした。愛されたくて仕方がなかった彼女は、ある男性との強烈な依存関係におちいり、やがて妊娠しました。家族は、彼女に結婚をするように勧めました。ところが突然、彼女は、自分が相手を愛してもいず、結婚したいとも思っていないことに気づいたのです。彼女は、ただ単に相手に依存していただけだったのです。

しかし、家族は彼女を説得して結婚させました。こうして、彼女は男の子を出産しましたが、その子は母乳アレルギーでした。母乳というのは、乳児にとって、まさに命そのものです。その子は、命そのものを拒絶したのです。というのも、母親を苦しめたことによって、幼いながらも生きることへの罪悪感を持っていたからなのです。

未婚の女性から生まれた子ども、または、妊娠したので仕方なく結婚した母親から生まれた子ども、さらに、浮気によって妊娠した母親から生まれた子どもは、生きることへの罪悪感を持つことがあります。また、母親が、夫とうまくいかなかったり、実家から見捨てられたりして、不幸そうにしているのを見た子どもも、罪悪感を持ちやすいと言えるでしょう。

さらに、自分のせいで母親の健康が損なわれたと思っている子どもや、自分の誕生と引き換えに母親が亡くなったと思っている子どもも、生きることへの罪悪感を持ちやすいと考えられます。

ジョルジュは医者でしたが、自然療法、鍼灸、さらにその他の代替医療に広く通じていました。五七歳の現在、彼は、外出する時は常に、数種類の薬を持ち歩いています。というのも、心臓、肺、胃腸の障害をかかえていたからです。もっとも、だからこそ、彼はさまざまな療法に興味を持ったわけで、自分自身で自分の病気を治したいと思っていたのです。

それにしても、なぜ、彼はそんなにたくさん健康上の問題をかかえていたのでしょうか？　彼は、一〇番目または一一番目の子どもでした。なぜかと言うと、彼は双子として生まれたからです。この双子を出産した際に、母親が亡くなりました。そのため、ジョルジュはこう考えるようになったのです。「僕は、お母さんの死に責任がある。もし僕たちが生まれなかったら、お母さんは死ななかったはずだ。だから、僕は生きている価値がない」

こんなふうに思い込んだ人が、どんな人生を送るか、あなたは容易に想像できるでしょう。

②親しい人を失望させたことによる罪悪感

私たちは、自分が生まれることによって両親を失望させた、と思うことがあります。

フランシーヌのお母さんは、新たに妊娠した時、すでに娘を二人もうけていました。そこで、お母さんは、今度は男の子だろうと期待しました。ゆえに、娘のフランシーヌが生まれた時、お母さんはものすごく失望したのです。フランシーヌは、「私はお母さんを失望させたのだ」と思いました。

そのために、彼女は少女としての自分を拒絶して、少年のように振舞いました。やがて大人になると、自分の女性性を拒否しました。そのために、数多くの婦人病をわずらうようになったのです。

リュックのお母さんが妊娠した時、彼女は、それが女の子であることを心の底から願いました。というのも、すでに男の子が三人いたからです。したがって、息子のリュックが生まれた時、彼女は、失望のあまり涙を流し、私はこんな子なんか見たくないと叫んだのです。

リュックは、やがて、何度も事故に見舞われました。そのうちの三件は特に重大な事故でした。結婚してからは、睾丸に痛みを感じ始めました。というのも、無意識のうちに、自分はまず母親を失望させ、今度は妻を失望させた、と思い込んでいたからです。

リュックは、生きることへの罪悪感をかかえていました。それこそが、彼が幼年期以来、多くの事故に遭ってきた原因だったのです。彼は、自分が、息子としても、また夫としても、拒絶されたと感じていました。


ダニエルはエイズにかかっていました。数年前、ベルギーのブリュッセルに講演旅行に行った際に、私はダニエルと知り合いになりました。その時、当初は計画していなかったワークショップを開いてほしい、という要請を受けたのですが、ダニエルは、そのワークショップに参加したのです。

ワークショップが始まるや否や、ダニエルは自分がエイズにかかっていると告白したので、私はとても驚きました。彼は、気管支炎をわずらっており、心配になるほどやせ細っていました。そのワークショップの最中に、彼の人生をたどり直すことを私は提案しました。

彼の人生は、たったひと言で要約されるようなものでした。そのひと言とは、〈拒絶〉です。

ダニエルは、まず、出生の際に〈拒絶〉を味わいました。というのも、父親も母親も熱烈に娘を望んでいたからです。次に、思春期になった時、ダニエルの性的嗜好を知らない両親がこう言うのを聞きました。「ホモなんて、強制収容所に入れて、焼き殺してしまえばいいんだ」

彼は、言いました。「僕は、その時、心の中で自分自身を焼き殺したのです」

ワークショップのあとで、彼の気管支炎は治りました。その後、彼はケベック州の私のクリニックにやってきて、一二日間のセラピーを受けました。セラピーの途中で、彼はこう叫びました。「母は、僕を妊娠した時、中絶すればよかったんだ！」

ダニエルは、それまでずっと人生を受け入れることができませんでした。生きることへの深い罪悪感をいだき続けてきたのです。その点に関するワークをおこない、彼はだいぶ元気になってブリュッセルに帰っていきました。

しかし、そのセラピーの六カ月後、ダニエルは非常に危険な状態におちいりました。体力がすっかりなくなって、ベッドから起き上がることさえできませんでした。自分が死につつあるのが分かったのです。

その時になって、彼は、初めて、自分が選択をしなければならないことに気づきました。すなわち、このまま自分を拒絶し続けるか、あるいは人生に「イエス」と言うかどうかです。

彼は、後者を選択しました。すると、彼は見るまに生きるエネルギーを取り戻し始めました。そして、日に日に元気になっていったのです。

私はそれから四カ月後に、彼にふたたび会いました。生命力がみなぎっているのが分かりました。体重も増えていました。それまでなかったほど元気でした。

それから八年後、共通の友人を通じて、私は、彼が起業して成功しており、健康に輝いている、ということを知りました。

エイズであることと、エイズ抗体が陽性であることとは違いますので、はっきり区別するようにしましょう。もっとも、エイズ抗体陽性の人が、恐れ、苦悩、あるいはアジドチミジンによる治療によって、エイズになることはあります。それらは、いずれも免疫システムに深刻な影響を与えるからです。

エイズは、生きることへの罪悪感に由来する自己破壊の一種です。したがって、エイズを治療するには、生きることへの罪悪感にまで踏み込んでセラピーをおこなわなければなりません。

自分にとって大切な人を失望させたことから来る罪悪感は、以上の他に、次のような選択肢となって現われることがあります。

- 家族と別れ、外国に行って暮らす。
- 国籍、肌の色、宗教、言語などの異なる人と結婚する。
- 両親が孫をものすごく望んでいるのに、同性愛者として同性の人と一緒に暮らす。
- 職業を捨て、あるいは配偶者を捨てて、自堕落な暮らしを始める。
- 自分を愛する人がいるのに、その人に嘘をついたり、あるいは浮気をしたりする。

ヨランドは、セックスの問題で私のところに相談に来ました。彼女は、夫に対して性欲を感じなくなっていたのです。そのために、夫に対する自分の愛情に疑問を感じるようになっていました。

最初に相談に行った男性のセラピストは、彼女が幼い頃に性的虐待を受けたはずだと主張しました。しかし、彼女にはそうした記憶がまったくありませんでした。彼は、彼女に、自分を解放するためのセラピーを提案しましたが、やがてそのセラピー自体がセクシャル・ハラスメントの様相を呈し始めたのです。そこで、そのセラピストのところに行くのをやめ、女性のセラピストである私のところに来たのです。

ヨランドは、幼い頃に性的虐待を受けてはいませんでした。結婚する前、彼女と、夫になるはずのルイの関係は今よりはるかに満足のいくものでした。ヨランドは、結婚する前に、厳格な宗教的信条を持つ母親から、ルイと性的関係を持っていないかどうかを厳《きび》しく尋ねられました。ヨランドは、持っていないと答えましたが、そんなふうに母親に嘘をついたことで、深い罪悪感を持ちました。そして、結婚後、自分を罰するために、性的快楽を自分に禁じたのです。

ヨランドは、私とのセラピーを通じて、罪悪感から解放されました。彼女は、本当は、母親に嘘をつきたくなかった、ということを自覚したのです。彼女は、ただ単に、厳格な宗教的信条を持つ母親からの非難を避けたかっただけなのです。

「私はお母さんに嘘をついた。だから私には罪がある。したがって、私は性的快楽を感じるに値しない人間である」という思い込みを、彼女は次のように変えました。「私は、お母さんの宗教的信条に反することを言って彼女を悲しませたくなかっただけだ。私は自分の人生を自由に選んで、快楽を受け入れることができる」

このセラピーのあとで、ヨランドは夫と新たな蜜月を過ごしたということです。

③親しい人を助けるために何もできなかったことによる罪悪感

親しい人を助けるために何もできなかったことによる罪悪感が原因となり、無力感に支配されるようになることがしばしばあります。たとえば、次のような場合です。

- 医者が、自分の配偶者をガンで亡くした場合
- 親しい人が目の前で溺《おぼ》れたのに、何もできなかった場合
- 親しい人が自殺をして、自分は何かできたはずなのに、何もしなかったと考えた場合
- 親しい人が殴られているのを見ているのに、何もできなかった場合
- 親しい人が健康を害したのに、助けることができなかった場合

イヴォンヌは七〇歳になりますが、もう三五年も前から不眠に悩んでいます。いったい三五年前に何があったのでしょうか？

その頃、イヴォンヌには子どもが三人いました。そのうちの一人がエリックで、彼は当時一〇歳で

した。エリックには、シモンという友だちがいましたが、彼の両親が、バカンスのあいだ、二週間の外国旅行に行くことになりました。エリックとシモンはとても仲が良かったので、シモンの両親は、イヴォンヌに、二週間のあいだシモンを預かってくれないかと言い、もちろん、イヴォンヌは喜んでシモンを引き受けました。

バカンスのあいだ、イヴォンヌたちはみんなで別荘に行き、二人の少年は、毎日、別荘の近くの湖に泳ぎに行きました。ところが、ある日、シモンが溺れて死んだのです。

亡くなったシモンの両親は、まったくイヴォンヌを非難しませんでしたが、イヴォンヌは、二人の少年はまだ小さかったのだから、二人だけで泳ぎに行かせるべきではなかった、と繰り返し、繰り返し、考えたのです。

イヴォンヌが語ったところによると、現在、四五歳になる息子のエリックは、いつも病気がちであるということでした。彼もまた、罪悪感をいだき続けていたのです。

一時的な不眠は、精神的な緊張や心配などによって、引き起こされることがあります。それらが、交感神経を支配的にして、私たちを覚醒状態にさせるからです。

一方、慢性的な不眠症は、ほとんど常に、罪悪感によって引き起こされます（もっとも、年を取った人たちの場合、死を恐れて不眠症になることもあるでしょう）。したがって、慢性的な不眠症の場合、本人の中にわだかまっている罪悪感を癒す必要があるのです。

「何もできなかった」ということには、適切な時に適切なことができなかったということや、非常に大切なことを見過ごしてしまった、ということも含まれるでしょう。

私は、セラピーをやっていて、クライアントが泣きながら次のように言うのを何度聞いたか分かりません。「私は相手に、愛していると一度も言ったことがないのです！」

この場合の「相手」とは、父親、母親、あるいは幼くして亡くなった子どもであったりします。

ルイは、ここ三年ほど、慢性的なうつ状態です。二年以上も投薬治療を受けてきましたが、ほとんど成果が出ません。そこで、私のところにやってきたというわけです。カウンセリングの結果、次のようなことが分かりました。

ルイには、弟がいましたが、三年ちょっと前に亡くなりました。ルイは、弟の死を受け入れたつもりになっています。ところが、葬儀の時、ルイはまったく涙を流しませんでした。

しかし、心の奥に入っていった時、彼はそこに、自分でも意識していなかった気持ちを発見したのです。彼は、すすり泣き始めて、こう言いました。「私は、弟に、愛していると言ったことが一度もありませんでした……」そのために、深い罪悪感を感じていたのです。

弟が生きているあいだに愛していると言わなかったので、今ではもう手遅れだと、ルイは思っています。しかし彼は、思いが〈波動〉であることを理解しました。したがって、彼の愛の思いは弟に伝わるはずなのです。そう考えた時、ルイは自分を許すことができたのでした。そして、うつ状態からも解放されたのです。

④他の人よりも多くを受け取ったことによる罪悪感

他の人よりも多くを受け取ったことによる罪悪感は、正義の感覚から来ると言っていいでしょう。私たちの母親、父親、きょうだい、友人などがそれほど受け取っていない時に、自分だけたくさん受け取ると、それは正しいことではないと感じるのです。例をあげてみましょう。

- 自分は、他のきょうだいよりもかわいがられている
- 自分は、○○よりも家庭環境において恵まれている
- 自分は、○○よりも物質的に恵まれている
- 自分は、○○よりも簡単に成功できる
- 自分は、○○よりも美しい
- 自分は、○○よりも頭がいい

リリアンは、三人きょうだいの一人として生まれました。他の二人は男の子で、彼女は末っ子です。両親は、三人目として、何としてでも女の子が欲しいと願っていました。したがって、リリアンが生まれた時、両親は大喜びでした。しかも、リリアンはとてもかわいかったのです。

やがて、リリアンはモデルになりました。しかし、重要な契約を結ぶ段になると、リリアンは必ず顔じゅう吹き出ものだらけになり、契約をあきらめなければなりませんでした。

かなり絶望的になって、リリアンは私のところに相談に来ました。というのも、彼女が本当に願っていたこと——パリにあるオートクチュールのメゾンで仕事をすること——が、つい最近、不可能になってしまったからです。

どうしてリリアンは、重要な仕事が得られそうになると、顔じゅう吹き出ものだらけになるのでしょうか？　実は、リリアンは、二人の兄に対して罪悪感を持っていたのです。というのも、子どもたちの中で、彼女だけがかわいがられ、特別扱いを受けてきたからです。

小さな契約を結んでいるだけであれば、彼女は他のきょうだいたちよりそれほどすごいとは言えません。でも、重要な契約を結んでセレブにでもなったら、彼女は他のきょうだいたちより断然すごい人間になってしまいます。つまり、他のきょうだいたちに対して罪悪感を持っているからこそ、彼女は大きなチャンスを壊し続けてきたのです。

でも、それでは、なぜ「吹き出もの」なのでしょうか？　彼女は、モデルとして、自分の顔と体を武器にして仕事をしています。体は衣装で隠せますが、顔はそうはいきません。だから、仕事をだめにするには、顔に吹き出ものができる必要があったのです。

彼女がそのことを〈意識化〉したとき、吹き出ものがまったく出なくなりました。こうして彼女は、嬉々としてパリに旅立ったのです。彼女が有名なファッション雑誌に登場するのも、いまや時間の問題でしょう。

マリスは四人姉妹のうちの一人ですが、彼女だけ、特に、お父さんからかわいがられました。お父さんは、彼女を目に入れても痛くないという感じでした。でも、当然のことですが、他の姉妹たちは彼女に嫉妬《しっと》しました。そこで、マリスは、自分がブロンドの美しい髪を持っており、とてもかわいらしいということに罪悪感を持つようになったのです。

彼女は、私のセラピーを受けている時に言いました。「私は今、すごく太っています。しかも、髪の毛は一本もなくなりました。それなのに、まだ姉妹たちは私に嫉妬しているのです」

マリスが知らないのは、嫉妬とは、姿を変えた称賛だということなのです。自分より劣っている人に、私たちは嫉妬するでしょうか？　そんなことはありません。私たちは、本当は自分がそうなりたいと思っている人を嫉妬するのです。

そのことを理解した時、マリスは自分をさいなむことをやめて、罪悪感を手放しました。すると、またやせ始め、髪の毛も生え始めたのです。

両親の仲が悪くて不幸だったのを見た多くの人が、大きくなって結婚した時、自分も配偶者とうまくやってゆけず、幸福になることができません。

ある講演会の中で、私は聴衆に次のような質問をしてみました。「みなさんの中に、身近な人が苦しんでいる時でも自分は幸福でいられるという人はいますか？　いたら、手をあげてみてください」

ほんのわずかな人しか手をあげませんでした。そこで、私はこう言いました。「ほら、みなさん、どうして地球上に不幸な人があふれているか分かったでしょう？　ほとんどの人が、自分が幸福になるには、家族も全員幸福でなければならない、と考えているのです。つまり、みんなが幸福になるのを、みんなが待っている、というわけです」

ですから、今ここを読んでいる読者のあなたに、ぜひ決意していただきたいことがあるのです。それは、あなたの家族の誰かがそうでないとしても、あなたは自分に、喜びや幸せ、成功を与えていただきたい、ということです。

そうすれば、少なくとも、地上に一人、幸せな人が増えるのです。そして、その人は、また別の人のモデルになりうるのです。

そんなふうにして、この地上に幸福な人を増やしていこうではありませんか。

罪悪感は多様な方法で具現化する

私たちの持つ罪悪感というのは、実にさまざまな方法を使って、ものごとを具現化していきます。

- 事故。たとえば、転ぶ、ケガをする、車にひかれる、など。あらゆる事故は、私たちがやりたいことをさまたげたり、私たちが幸福になるのをさまたげたりします。
- 何かを失う。たとえば、破産する、失業する、大切なものをなくす、大金をなくす、など。
- 体の不調。たとえば、不眠症、消化不良、便秘、めまい、腰痛、など。
- 病気。たとえば、ガン、うつ病、エイズ、など。
- 計画の失敗。
- 人間関係における不和や葛藤。

要するに、罪悪感は、私たちの歓び、健康、幸せ、成功のチャンスなどを破壊するための、あらゆる現象を生じさせるのです。罪悪感が、刑務所に入れられる原因を作り出すことさえあります。

ある時、私は、刑務所でワークショップを開き、本当に素晴らしい経験をしたことがあります。その時の参加者は、無期刑を言い渡された一〇人の受刑者たちでした。その中にマルクという男性がいたのです。たいへん興味深いことに、参加者全員が罪悪感をかかえこんでいました。そこで、ここでは、マルクを代表的な例としてあげてみましょう。

マルクが生まれた時、お母さんは肉体的に非常な苦しみを経験しました。マルクの父親は、妻に対して、日頃から激しい暴力を振るいました。それを見て、マルクは耐えがたい思いをしました。というのも、それは、誕生の時に自分がお母さんを苦しめたという罪悪感を思い起こさせたからです。

こうして、父親に対して強い憎しみを持ち続けました。彼自身は、何をしても結局のところ母親を苦しめることになるのだ、という思いを捨てることができませんでした。

やがてマルクは、お酒を浴びるほど飲むようになり、またドラッグにも手を出しました。しかし、それらに溺れれば溺れるほど、「自分は母親を苦しめている」という罪悪感にとらわれました。

ある日、バーで、父親によく似た男が、女性に暴力を振るっているのを目にしました。そして、思わずカッとなって、マルクはその男をナイフで刺してしまったのです。父親に向けていた憎しみが、その男に向けられたのです。あるいは、母親を苦しめている自分自身に対する憎しみが、その男に向けられたと言ってもいいでしょう。

その日は、ちょうど、母親の誕生日でもありました。その暴力ざたのあとで、彼はこう思ったそうです。「そうだ。これは、母さんへの、呪われた誕生プレゼントだ!」

ワークショップを受けているうちに、マルクは、自分が誕生した時にお母さんが苦しんだこと、また、お母さんがお父さんに殴られたことは、自分のせいではない、それはお母さん自身の問題で、自分には何の責任もない、ということを理解しました。そして、ずっとかかえ込んできた罪悪感から解放されたのです。

少したってから、マルクが手紙をくれました。そこには次のように書かれていました。「まるで、自分が背負っていた何百トンもの荷物から解放されたような気がします。現在では、もう、刑務所にいるようには感じられません。本当の刑務所は自分の心の中にあったのですね」

いかにして罪悪感から解放されるか?

罪悪感から解放される過程には、三つの重要な段階があります。

①罪悪感を意識化する
②罪悪感を受け入れる
③罪悪感を変容させる

この三つの段階を踏むことにより、私たちは罪悪感から解放されるのです。

どのようにして罪悪感を意識化するか?

では、過去に、次のようなことがなかったかどうかをチェックしてみましょう。

□誰かに意地悪をしたことがある。
□親しい人の苦しみの責任が自分にあると感じたことがある。

□嘘をついて、罰を受けたことがある。あるいは、自分の代わりに、別の人が罰を受けたことがある。
□愛する人が苦しんでいるのを見て無力感にとらわれたことがある。

あるいは、次のように考えたことがあるかチェックしてみましょう。

□もし、お母さんが僕を生んでさえいなければ……。
□もし、私がそこにいれば、私は○○できたかもしれない。
□もしそれを知っていれば、○○はしなかっただろう。
□もし、もう一度やり直せるのなら……。
□私なんか、いない方がよかったんだ。

一つでもチェックが入ったとすれば、あなたには罪悪感があるでしょう。また、チェックが多ければ多いほど、深い罪悪感を持っていることになります。

今ここで起こっていることを静かに観察する

ちょっとした規則違反をした時、車にかすり傷をつけた時、何かをなくした時、何かを壊した時など、ちょっとした事件が起こった時に、自分自身を見つめ、次のように問いかけてみましょう。

「いったい、私は、何に対して罪悪感を持っているのだろう？」

私は、つい最近、交通違反をした時、どんな状況にいたかをはっきりと覚えています。夫が私に、新しい仕事にふさわしい洋服がないと小言を言っていました。私は、ショッピングセンターに行って、彼と合流しました。男性の衣料品を扱っている店のショーウィンドーの前を通った時、私は、そこによさそうな洋服があることに気づきました。そこで、夫をうながして中に入りました。私が強く勧めるので、夫は店員の前で断ることができず、とまどいながらも、その洋服を買いました。しかし、店から出ると、私にこう言ったのです。「洋服は自分で選ぶって言っただろう！　君は、いつも急ぎすぎるんだよ！」

その後、私は、夫と別れて帰途につきました。そして、いつも通っている、制限速度が下がる道に入ったことに気づきませんでした。パトカーのサイレンの音が聞こえてきた時、私は、すぐに、何が起こったのかを知りました。私は、制限速度が七〇キロの道を時速一〇〇キロで走っていたのです。こうして私は、夫が洋服のために払ったのと、ほぼ同額の罰金を払いました。

私は車の中で、いい機会があったら、夫に何かプレゼントしようと考えていたことを思い出しました。そうすれば、罪悪感から解放されるからです。この場合、罪悪感から解放されるために私が支払ったのは、交通違反に対する罰金ということになりました。

ここで注意していただきたいのは、私たち人間が持っている〈物質化〉の力です。ただし、思考の力によって、そうした事故を引き寄せることができるのであれば、一方で、私たちは、同様に、素晴らしい人生も引き寄せることができるのです。

ですから、これから、何らかの事故や喪失を経験するたびに、自分はどんな罪悪感を持っていたか、という点を確認してください。それは、病気になったり、体調不良になったりした場合も同様です。どんな罪悪感があったために、自分は、喜びの機会や幸福になる機会をなくしたのかを考えてみましょう。

また、幸せになれるはずなのにそうなれなかったり、成功しそうな時にそれをぶち壊してしまったりしたら、自分は他の人よりたくさん受け取ったことで罪悪感を持っていないか、あるいは生きることへの罪悪感をかかえこんでいないかを、ぜひともチェックしてみてください。

もし、そうした罪悪感が自分の中に見つかったとしたら、あなたは意図的に誰かを害そうとしたかどうか、という点をさらにチェックしてください。私たちに罪があるのは、誰かを意図的に害そうとした場合だけです。意図がなくて、たまたま誰かを害するという機会があったとしても、私たちの罪にはなりません。ですから、私たちは、〈意図〉と〈機会〉を混同してはならないのです。たまたま私たちがいたために、ある人がネガティブな感情を経験したり、苦しみを経験したりしたとしても、私たちに相手を害そうという意図がなかったなら、それはあなたの問題ではなく、相手の問題なのです。例をあげてみましょう。

メラニーは現在六歳で、生後九カ月になる弟がいます。彼女は、いま住んでいる家の地下室を自転車で走り回るのが好きです。ある日、彼女は、地下室に入る階段のドアの鍵をかけるのを忘れました。するると、弟が、そこから入ろうとし、顔からセメントの床に転げ落ちてしまったのです。弟の鼻と口から、血がたくさん出ました。そして、すぐに病院に運ばれました。

その場合、メラニーはこう考えるでしょう。「これは私が悪かったんだわ。私がドアをちゃんと閉めておけば、弟は落ちなかったのだから」

こうして、彼女は責任を感じて、ものすごく大きな罪悪感をいだきます。この場合、メラニーに罪はあるのでしょうか？　答えは、もちろん「ノー」です。そのことは、読者のあなたにはもう、よく分かっているはずです。

メラニーは、そういう〈機会〉を持ったにすぎません。弟に害をなそうと〈意図〉したわけではないのです。

そして、実は、弟の方が罪悪感を持っていた、ということだってありえます。自分が生まれた時にお母さんが苦しんだために、罪悪感を持ち続けていたのです。この罪悪感が、この事故を生み出す原因となったのかもしれません。

他の人に起こったことの責任は、けっして私たちにはない。
ただし、その人が、そうした状況を経験する〈機会〉を提供したことは事実である。
その人は、霊的向上を果たすために、そうした〈機会〉を必要としていたのである。

あなたはこう考えるかもしれません。「ええ、その通り。でも、もし私が害意を持って相手を殴ったとしたら？」その場合、もちろん、あなたには罪があります。というのも、あなたには、害をなそうという〈意図〉があったからです。とはいえ、殴られた人も、その状況で何かしら学ぶべきことがあったのです。もしかすると、その人は、罪悪感を持っていたのかもしれませんし、また、もっと自分を尊重することを学ぶ必要があったのかもしれません。あるいは、自分自身に対してもっとやさしくなることを学ぶ必要があったのかもしれません。

ここで、ふたたび、《自己責任の原則》に戻りましょう。自分の責任はすべて自分で引き受け、他人の責任はすべて他人に引き受けてもらう、これこそが罪悪感から自由になる道なのです。

ただし、次のように拡大解釈すべきではありません。「よし、これからは、何でも好きなことを言おう。何でも好きなことをやろう。もし、相手が傷ついたとしても、それは相手の問題なんだから」

ここでは、《原因と結果の法則》を思い出してください。あなたは、他人が経験したことに関しては責任がありません。しかし、あなたが考えたこと、あなたが言ったこと、あなたがやったことに関しては、責任があるのです。それらが、愛に基づいていれば、あなたは平和、調和、幸福を刈り取るでしょう。逆に、それらが、憎しみ、恨み、復讐の思いに基づいていれば、あなたは苦しみを刈り取るのです。

生きることへの罪悪感から、いかに解放されるか？

コリンヌは生きることへの罪悪感をかかえており、私に手紙を書いてきました。その中で、彼女は、「病気を治すには、本当に、その原因となった感情を知る必要があるのですか？」と尋ねていました。

私は、彼女にこう答えました。「確かに、病気の原因となった感情を知ることは大切です。でも、それだけでは充分ではありません。癒されるためには、そうした感情からの解放が必要なのです」

次の手紙にはこう書かれていました。「私の場合、ストレスの積み重ねが原因だと思います。困難な状況がいくつか続けて起こった結果、私は太って、持久力がなくなり、ほんのちょっとしたことをしても、心臓がドキドキして目が回ります。体重を落として、かつてのようなスリムな体型を取り戻し、スポーツをして楽しみたいんです。でも、そんなことは私にはもう無理だと思います」

私は、次のように返答しました。「困難な状況が重なったあとで、もう何もやりたくないと感じる、意欲喪失の時期はありましたか？　もしあったとすれば、それが、おそらく、慢性的な疲労感の原因の一部だろうと思います。一部だと言ったのは、それらすべての根底に、たぶん、生きることへの罪悪感があると思われるからです」

コリンヌは、次のように書いてきました。「クローディア、あなたは、どうやら、私がこれまで意識してこなかった部分に触れたようです。というのも、私は、生きることを楽しみたいのに、どうしてもそうできないからです。私は、なんとかして人生を素晴らしいものにしようとしているのですが、人生の道からはずれて空虚の中で生きているような感じがするのです」

そして、彼女は私のクリニックにやってきました。コリンヌが生きることへの罪悪感から解放されるために、どのような支援をしたか、次に述べてみましょう。

コリンヌは望まれて生まれた赤ちゃんではありませんでした。妊娠のあいだじゅう、お母さんは具合が悪く、出産もとても困難なものでした。お母さんは大量に出血し、もう少しで命を失うところだったのです。それに加えて、彼女の洗礼の日、お父さんの車が二度も故障したのです。コリンヌはこう考えました。「私は、お父さんとお母さんにとって、迷惑以外の何ものでもないんだわ」

やがて、弟と妹が生まれました。きょうだいゲンカになると、コリンヌが悪くなくても、罰されるのはいつも彼女でした。

六歳になった頃のある日、アイスクリームが食べたくなり、脱ぎ捨ててあったお父さんのズボンのポケットから硬貨をいくつか取り出し、そっと自分のポケットに入れました。家から出ようとして飛び跳ねた時、ポケットの中で硬貨が音を立てました。お父さんがその音を聞きつけて、彼女に何を持っているのかと尋ねました。彼女が答えられずにいると、お父さんは強引にポケットを探り、硬貨を取り出しました。そして、その硬貨をどこから持ってきたのか、と聞きました。コリンヌはありのままに答えるしかありませんでした。すると、お父さんは烈火のごとく怒り、コリンヌを叩きました。そして、コリンヌを家の外に追い出したのです。

私たちは、この出来事に関するワークをおこないました。私は、コリンヌに、リラックスして、小さい頃に住んでいた家を思い出すように言いました。コリンヌは、台所、自分の部屋、両親の寝室などを思い出していきました。それから、彼女がお父さんのズボンのポケットからお金を取り出すところを思い出しました。さらに、お父さんが彼女を問い詰め、叩き、家から追い出すところを思い出したのです。

それから、私は、コリンヌに対し、幼い自分がどんなふうに感じているか、感じ取るように言いました。コリンヌはこう言いました。「幼い私は、もうこれ以上、生きていたくないと考えています。誰も自分を愛してくれないし、自分は愛されるに値しない、と考えているのです」

そこで私は、コリンヌに向かってこう言いました。「その小さな女の子を抱きしめて、あなたは何も悪いことはしていないのよ、ただアイスクリームが食べたかっただけなの、と言ってあげて」

でも、その女の子は、抱かれるのを拒否しました。自分は悪い子だ、自分は両親にいいことを何ももたらさなかった、だからとにかく死にたい、と考えているのです。

そこで、今度は、コリンヌを、誕生以前の自分に会わせることにしました。生まれる前の自分の〈魂〉に会い、その〈魂〉に向かって、次のように言うことを指示したのです。「あなたの両親は、あなたが生まれることを望んでいないけれど、あなたがもうすぐ生まれるのは、とても大事なことなのよ。なぜなら、あなたは、地上に大切なものをもたらすことになっているからなの」

こうして、彼女の〈魂〉は、両親は彼女自身を望んでないのではなく、彼女がその時に生まれるのを望んでいないだけだ、ということを理解したのです。

それから、コリンヌと私は、彼女の出産、そしてお母さんの苦しみに関するワークに取り組みました。

私は、ふたたびコリンヌを、その赤ちゃんに会いに行くよう誘導しました。そして、赤ちゃんに対し、お母さんの苦しみは彼女のせいではないと言うように助言しました。お母さんの苦しみは、夫に対する感情が原因だったのです。お母さんは、妊娠期間中、ずっと夫から放っておかれたように感じており、しかも、出産の時に、夫はまったく彼女を支えようとしなかったからです。彼女は、自分が完全に見捨てられたと感じており、そのために苦しんでいたのです。しかし、生まれた女の子を見て、お母さんはその苦しみから脱出する力を得ました。

私は、コリンヌに、その時のお母さんが何を感じているかを感じ取るように言いました。コリンヌは、生まれた赤ちゃんを見てお母さんが深い喜びを感じているのを感じ取りました。

私たちは、さらにワークを続け、洗礼に行く途中の場面に移りました。そして、私は、赤ちゃんに対して次のように尋ねるよう、コリンヌに指示しました。「お父さんの車が二度も故障したのは、あなたのせいだと思う？　それとも、車がすごく古くて、ポンコツだったからだと思う？」

赤ちゃんは答えました。「車がすごく古くて、ポンコツだったからだと思う」

さらにコリンヌは赤ちゃんと会話を続けました。

コリンヌ：「もし、教会ではなくて、他の場所に行ったとしたら、故障は起きなかったと思う？」

赤ちゃん：「いいえ、それでも故障は起きたと思う」

コリンヌ：「それだったら、厄介者はあなたではなくて、すぐに壊れる車じゃないの？」
赤ちゃん：「本当にそうだわ」

それから、今度は、六歳の時、家の外に追い出された場面に行きました。コリンヌがその女の子を抱きしめようとすると、今度は、その子は拒みませんでした。コリンヌは、その子をやさしく抱きしめて、次のように言いました。「あなたが、アイスクリームを食べるのをパパはきっと許してくれない、と考えたのは、間違いだったのよ。だから、今度は別のやり方をしようね。私は、あなたを愛しているのよ。それに、あなたを責めてなんかいない。人間はだれでも間違いを犯すの。だけど、間違っても、自分を許すことが大切だわ」

小さな女の子は、大人の自分が言ったことを理解しました。そして、自分は愛するに値しないと考えるのをやめたのです。

それから、大人のコリンヌに対し、その小さな女の子と手をつないで、お父さんの方へ連れていくように指示しました。そして、一人きりでいるお父さんにその女の子を会わせ、お父さんに自分が思っていることを何でも聞いてみていいんだよ、と言うように指示しました。

小さな女の子は、そこで、お父さんに、こういうふうに尋ねました。「どうして、お父さんは、私のことが好きじゃないの？　どうして、いつも、私だけを叩くの？　私は、お父さんにひどく叩かれたから、生きるのが嫌になってしまったわ。もう立ち上がる力もない。死にたいだけ。どうして、私のことを、そんなに悪い子だと思うの？」

すると、お父さんは、しゃがんで、女の子の目をじっと見つめてこう言いました。「お前を悪い子だと思っているわけじゃない。ただ、お前は時々よくないことをする。私は、子どもをしっかり育てようと思っているので、嘘をつくこと、盗みを働くことなどは絶対に許せないんだよ。私が、お前をひどく叩いたことは認めよう。だけど、私は、自分の娘が嘘をついたり、盗みを働いたりすると思うと、ものすごく腹が立つんだ。もう嘘をついたり、盗みを働いたりしない、と約束しておくれ。そうすれば、もう、今までみたいにひどいことはしないようにするから」

それを聞いて、女の子は答えました。「分かったわ、パパ。ちゃんと約束する」それから、こう付け加えました。「パパを愛してるよ」すると、お父さんもこう言いました。「私もお前を愛してるよ」

以上のワークを通して、コリンヌの記憶は、「誰も私を望んでいなかった」から、「私は望まれていた。でも、あの時期に私が生まれることを、両親は望んでいなかっただけ」に変わりました。また、「私は、厄介ごとを引き起こしてばかりいる」という思い込みは、「両親は、すべての厄介事が私のせいではないことを、ちゃんと知っている」に変わりました。さらに、「私は愛されるに値しない」という思い込みは、「私は愛されるに値する。でも、すべての人間と同様、私も時々間違いを犯すことがある。間違った時は、自分を許そう」に変わりました。

このセラピーを受けて数日すると、コリンヌは生きるエネルギーがふたたび湧いてくるのを感じました。それは、長いあいだ、彼女が感じたことがなかったものでした。

では、生きることに対する罪悪感から解放されるにはどうすればいいかを、もう一度、以下にまとめておきましょう。

①あなたが以下のように信じるようになった原因を思い出す。〈意識化〉

- 両親が望んでいたのは私ではない、私なんかいない方がよかったのだ。
- 家族の苦しみ、心配、または、死亡の原因になったのは私だ。
- 私が愛していた人、あるいは家族が私以上に愛していた人が亡くなったのに、私が生きているのは正しくない。

②リラックスして、かつてのあなたである子どもの中に入っていき、ただいま現在のこととしてふたたびその出来事を体験する。〈受け入れ〉

そして、罪悪感を感じているかつてのあなたに向かって、罪悪感を感じなくてすむようになる言葉を言ってあげる。思いやりをもって、やさしくその子に接する。そして、自分を責める必要はないのだ、とその子が思えるようにしてあげる。

③現在のあなた自身に、幸福になる権利を与える。〈変容〉

生きる喜びや幸せを感じるたびに、少し立ち止まって、次のように自分に言い聞かせる。「そう、これが人生なのだ。私は、この幸せに値する人間なのだ。私が幸せになればなるほど、私は、自分のまわりに喜びと幸せを広げることができる！」

家族を失望させた罪悪感から、どのようにして解放されるか？

まず、相手を失望させた〈原因〉は〈あなた〉ではない、ということを知ってください。相手を失望させたのは、相手が心の中に作り出した〈期待〉だったのです。〈期待〉がなければ、私たちは〈失望〉しません。

娘のカリーナを妊娠した時、私は、単純な理由から――とはいえ、その理由は当時の私には重要なものだったのですが――、それが男の子であると信じていました。出産の三日前、私は、女の子が生まれる夢を見ました。私は、それが信じられず、こう考えたものです。「女の子が生まれるなんて、ありえないわ。おなかの中にいるのは、男の子なんだから」

やがて、手術室に隣接する部屋で私は起こされました。「目を覚まして！　生まれたのはかわいい女の子ですよ」

私には、それが夢の続きのように思われました。私はものすごく失望していました。もし、ただちにその赤ちゃんと対面することになったら、私はこう言っていたでしょう。「いいえ、私はまだ見たくありません」

それは次のような意味だったのです。「驚きから回復する時間をもう少し下さい。生まれたのが女の子だった、ということを受け入れるのに、もう少し時間が必要なのです」

赤ちゃんが生まれたのは夜でした。翌日の朝が来た時、私は赤ちゃんに早く会いたいと思いました。そして赤ちゃんを見た瞬間、私は、その子をすでに女の子として愛していることを実感しました。

私たちは、その人が誰であれ、ある人間を失望させることはできない。また、その人が誰であれ、その人は私たちを失望させることはできない。彼らを失望させることができるのは、ただ一つ、〈期待〉だけである。

ですから、これまで、あなたは一度も、愛する人を失望させたことはありません。ただし、愛する人の期待に応えられなかったことはあるかもしれません。しかし、その場合でも、あなたは、その人が霊的に進化するために必要な何かをもたらしたのです。

他の人よりも多くを受け取ったことによる罪悪感から、どのようにして解放されるか？

「幸福になるためだったら、どんなことでもするつもりです。でも、どうしても幸福になれないのです」と言う人がいますが、そんな場合、その人は、他の人たちよりも自分がたくさん受け取ったと感じており、そのせいで罪悪感を持っていることが多いものです。また、自分がたくさん受け取ったことを不当だと感じていることも多いでしょう。

親しい人たち（両親、きょうだい、友人）がほとんど何も受け取っていないのに、自分がたくさん受け取っている場合、それを不当と感じて罪悪感を持つことは自然なことです。この、不当だという気持ちから解放されるには、〈正当〉と〈不当〉の意味を知る必要があるでしょう。

私たちが、〈正当〉とか〈不当〉とか感じるのは、無知によるものであって、何事も、〈正当〉でも、〈不当〉でもありえません。すべては、人生が与えてくれる〈教訓〉であって、しかも、その教訓は、各人それぞれに違うのです。〈正当〉か〈不当〉か、というのは極めて個人的で勝手な判断に過ぎません。大切なのは、ある人にとってそれが〈正当〉か〈不当〉を考えるのではなく、それがどんな〈教訓〉をもたらすか、を考えることなのです。

私たちは、これまで、罪悪感がどのようにして、私たちの健康、幸福、成功するチャンスなどを破壊するかを見てきました。ある人が罪悪感を持てば、その人は自分を破壊することになります。ある人が人生を愛し、幸福になる権利を自分に与えれば、その人は歓びで満たされます。この場合、前者が不幸で、後者が幸福なのを、あなたは〈不当〉だと思いますか？　いいえ、そんなことはありません。それは、《引き寄せの法則》の結果だからです。前者は罪悪感の波動を発していますし、後者は歓びの波動を発しています。その結果、両者とも、それにふさわしい状況を自分に引きつけているわけです。前者が罪悪感の波動を発したとしても、それは、他の人が苦しみを引き寄せる原因にはならないのです。

苦しみは、〈間違った思い込み〉によって創り出されます。〈間違った思い込み〉には、たとえば、次のようなものがあるでしょう。

- 自分はつまらない人間で、幸せに値しない。
- 自分は愛されるに値しない。
- 自分はだめな人間で、生きていてもしょうがない。
- この世で苦しめば、あの世で幸福になれる。

また、次のような〈恐れ〉も〈間違った思い込み〉の一種です。

- 他の人よりたくさん持っているために、エゴイストであると思われる恐れ。
- 家族の誰かより幸せであると、その人を悲しませるのではないか、という恐れ。
- 他の人が自分に嫉妬するのではないか、その人から愛されなくなるのではないか、という恐れ。

私が五歳になった時、ある朝、母がこう言いました。「今日は妹に会いに行こうね」

母は、離婚したあとで、子ども全員を手元に置いておく経済的余裕がなかったので、社会福祉制度によって何人かを寄宿舎に入れていたのです。

私と母は、妹に会いに行きました。面会室に入ってきた時、妹は、寄宿生用のダブダブの服を着ており、私にはそれがとてもみじめに見えました。そんな彼女を前にすると、私はまるで王女様のようでした。私にはすべてが与えられているのに、妹には何も与えられていない、と感じました。そのことは、私にはすごく不当だと感じられたのです。

六歳になった時、今度は、私が寄宿舎に入れられました。母から切り離され、私自身が多くの苦しみを味わうことになったのです。

それ以降、他の人たちよりも（特に、妹よりも）私の方が多く与えられていると感じると、私はそれを破壊するようになりました。私は、成功する権利、幸せになる権利を自分に与えませんでした。もし妹が幸せだったら、私は自分にも幸せになる権利を与えていたでしょう。でも、妹は、私よりもはるかに不幸に見えたのです。

でも、それは、彼女と自分を比較して私が勝手に作り上げた思い込みに過ぎませんでした。というのも、彼女自身は、自分が不当に扱われているとは思っていなかったからです。

私の一冊目の本の出版記念パーティがモントリオールでおこなわれた時、くだんの妹も出席してくれました。そのパーティの席で、彼女はとても寂しそうに見えました。私は、彼女のそばにいてあげたかったのですが、友人たちがレストランで祝宴を開いてくれるというので、彼女と一緒に残ることができませんでした。

三週間ほど経った日、私は彼女にあやまりに行きました。すると、彼女は私にこう言いました。「ねえ、クローディア、あの晩、あなたを称賛する人たちと一緒にいて、あなたはすごく輝いていたわ。それで、私はこう思ったの。『ほら、私の姉を見てごらんなさい。彼女は、何度も難しい状況に置かれたけれど、見事にそこから抜け出たわ。そして、今は成功している。そう、私も彼女みたいになるのよ。人生を抱きしめて、人生が今よりもっと多くを与えてくれることを確信するのよ』ってね」

この決意は実際に、彼女に果実をもたらしました。彼女は、希望以上の給料をともなう仕事を見つけ、また、それ以外にも、たくさんの良い変化が彼女の人生に起こったのです。

妹に会いに行った日、妹は私に教えてくれたのです。私自身が成功し、幸福にならなければ、他の人を助けることはできないということを。現在、私は自分に、成功する権利、幸福になる権利を与えています。だって、だからこそ、妹を助けることができたのですから。私は、彼女のお手本になったのです。

自分の成功が身近な人を苦しめているという思い込みから、どのようにして解放されるか?

自分だけかわいがられたと思って罪悪感をいだく、ということがあります。そうした罪悪感があると、私たちは成功の機会が来るたびに身を引いたり、ほめ言葉を素直に聞けなかったりするでしょう。

ジャン＝ルネは、二重の罪悪感を持っていました。一つは、成功によって兄を苦しめているという罪悪感、もう一つは、生きることへの罪悪感でした。

ジャン＝ルネは五〇代の、成功した建築家ですが、数年前から不眠症に悩まされています。その原因は、数年前の経済的損失にある、と彼は考えていました。しかし、本当の原因は、兄との関係にあったのです。彼は、小さい頃から、兄に対して、無意識のうちに罪悪感をいだいてきたのです。

ジャン＝ルネが七歳の時、お兄さんのルイは九歳でした。ある日、二人は、お父さんとキャッチボールをしていました。ところが、弟のジャン＝ルネは上手にボールをキャッチできるのに、お兄さんはそれができないのです。その時、お父さんがお兄さんに向かって言いました。「お前は本当に、どうしようもないやつだな。お前より小さい弟がボールをキャッチできるのに、お前はぜんぜんできないじゃないか！」

お父さんのこの言葉はルイをひどく傷つけました。ルイは、自分の部屋に逃げ帰って泣いたのです。ジャン＝ルネは考えました。「僕が成功すると、身近な人を傷つけるんだ」

お父さんは、そのあともジャン＝ルネとキャッチボールを続けようとしましたが、ジャン＝ルネはその気をすっかりなくしていました。

大きくなったジャン＝ルネは、身近な人が成功する時だけ、自分にも成功する権利を与えました。身近な人が成功しない時は、無意識のうちに自分が成功するチャンスをつぶしてきたのです。

お兄さんが建築学科に入ると、ジャン＝ルネも同じく建築学科に入りました。ジャン＝ルネはお兄さんを支援し、お兄さんはそのお返しをしました。

学業が終わる頃、ジャン＝ルネは大きな建築事務所にとても良い仕事を見つけました。一方、お兄さんのルイは独立しました。

やがてルイの仕事が順調になり、大きく飛躍しそうになった時、彼は交通事故で死んでしまいました。

ジャン＝ルネはものすごいショックを受けました。というのも、お兄さんのことが、とても好きだったからです。彼は、自分だけが生きており、人生を享受していることを、きわめて不当であると感じました。

お兄さんが死んだあと、ジャン＝ルネは、職業面においても、愛情面においても、数多くの困難に出合いました。しかし、そうした困難と自分の罪悪感に関係があるとは、まったく考えもしませんでした。

私に相談しに来た時、そうした困難から解放されるために、ジャン＝ルネは、まず、七歳の自分に会いに行き、次に、大人になった自分――お兄さんが亡くなったあとで、生きることへの罪悪感を感じている自分――に会いに行く必要がありました。

それでは、どんなふうにそれをおこなったか、かいつまんで述べてみましょう。

ジャン＝ルネは、ゆったりとリラックスして、お兄さんやお父さんとキャッチボールをしている場面に入っていきました。お父さんが、お兄さんを罵倒し、お兄さんが泣きながら駆け出します。その時、ジャン＝ルイは、「僕が成功すると、身近な人を傷つけるんだ」と考えます。

大人になったジャン＝ルイは、その場面に介入しました。彼は、小さい自分に向かってこう尋ねます。「お兄さんを苦しめたのは、君がうまくボールを取れたことなのかな？　それとも、お父さんがひどいことを言ったことなのかな？」小さい自分は、次のように答えました。「お父さんがひどいことを言ったことだよ」

大人の自分：「もし、お父さんが、お兄ちゃんをけなすのではなく勇気づけていたら、それはお兄ちゃんを苦しめたかな？」

小さい自分：「そんなことはないと思うよ」

この簡単なやり取りによって、「僕が成功すると、身近な人を傷つけるんだ」という思い込みが、「傷つけるようなことを言うと、相手は傷ついて苦しむ」という認識に変わったのです。

それから、大人のジャン＝ルネは小さい自分を連れて、お父さんのところに行き、お兄さんが泣きながら駆け出した時、そして、お父さんがまたキャッチボールをやろうと言った時に自分が感じたことを、きちんとお父さんに言いました。

小さな自分：「パパ、お兄ちゃんが泣いた時、僕はすごく悲しかったよ。そして、お父さんと、それ以上キャッチボールをするのが嫌になったんだ」

お父さん：「うん、知っているよ。お父さんは、時々、自分の言うことをコントロールできなくなるんだ。お父さんは、ルイを傷つけるつもりはなかった。ただ、お前と同じように、ルイにもうまくやってほしかっただけなんだ。お前が上手にボールを受け取るのを見て、お父さんはとても誇らしくなった。だから、ルイにも同じようにしてもらいたかったんだ。確かに、お父さんの言い方は、まずかった。これから、ルイに会いに行って、お父さんが本当に言いたかったことを伝えるよ。そうすれば、ルイはここに戻ってくるだろうから、また三人でキャッチボールをしよう」

小さな自分：「うん、そうしよう！　ありがとう、パパ。やっと気持ちが晴れたよ」

さて、次に、生きることへの罪悪感から彼を解放するために、ふたたびリラックス状態に導きました。そして、天国にいるお兄さんに会って、お兄さんの死後、自分がどんなことを感じたか、伝えてもらいました。

ジャン＝ルネ：「お兄ちゃん、また会えてすごくうれしいよ。お兄ちゃんが死んでから、僕はすごく不幸だったんだ。自分が幸せに生きることが許せなくてね」

ルイ：「そうかい。じゃあ、たとえば、お前が先に死んだとして、その時、幸福に生きることを僕が自分に禁じるのを、お前は望むだろうか？」

ジャン＝ルネ：「そんなことない、まったく逆だよ。僕は、お兄ちゃんに、僕の分まで幸福に生きてほしいと願うはずだよ」

ルイ：「じゃあ、僕が何を望んでいるか、もう分かるだろ？　お前が、楽しく、幸福に生きることを自分に禁じているのを見て、僕がうれしく感じるとでも思っているのかい？」

ジャン＝ルネ：「そんなふうには思わない。だけど、僕の方が死ねばよかったと思ってる」

ルイ：「そんなことを言っても仕方ないだろう。僕たちは一人ひとり、それぞれ歩むべき道を持っているんだ。僕が、お前の道を歩むわけにはいかないように、お前もまた僕の道を歩むわけにはいかないんだよ」

ジャン＝ルネ：「確かにその通りだね。分かったよ。お兄ちゃんが死んだことは受け入れよう。お兄ちゃんは、そちらで、自分の道を幸せに歩み続ければいい。僕の道が終わった時には、そちらでまた会えるだろう。そしたら、また一緒に歩もう。楽しい時間を過ごせると思うよ」

ジャン＝ルネは今回、こうして罪悪感なしに、お兄さんの死を受け入れることができました。このワークのあとで、ジャン＝ルネは、私に、ここ何年も感じたことのない深い喜びを感じたと語ってくれました。

罪悪感に由来する無力感から、どのようにして解放されるか？

たとえば、小さな女の子が、家庭内暴力の現場に居合わせたとしましょう。父親が、やめてと泣き叫ぶ母親を殴っています。女の子はお母さんを助けられないという無力感を感じ、しかも自分は孤立していると感じるでしょう。

やがて、この子は大人になって結婚します。何らかの理由で夫や子どもが苦しんでいるのを見ると、彼女はそれに耐えられません。なぜなら、それは、彼女を、無意識のうちに、例の暴力の場面に連れ戻し、そのために彼女は無力感を感じるからです。そして、その無力感を感じないようにするため、過剰な反応をすることもあるでしょう。

子どもの頃に無力感を感じた人は、以下のような人たちのいずれかに属する可能性があります。

- 医者、心理学者、精神科医、セラピストなど、人を助ける職業につく。
- 病院の中に入ることができない、あるいは、血を見ることができない。
- 自分の夫や子どもが病気などで苦しむのを見ると、逃げ出したくなる。あるいは、ひどく怒って、時には苦しむ子どもを叩くことさえある。
- 夫が子どもに対して少しでも不公平な態度をとると、夫に激しく食ってかかる。

こういう人は、他者の苦しみに冷静に対応することを学ばなくてはなりません。

医者、心理学者、精神科医、セラピストなどは、興味深いことに、配偶者、あるいは家族に、苦しむ人がいる場合がしばしばあります。そして、このように考えるのです。「こんなにたくさんのクライアントを癒しているのに、最も助けたいと思う家族を助けることができないのは、いったいどうしてなのだろう?」

無力感から解放されるためには、無力感を生じさせた出来事が、自分に対して、ある〈教訓〉を与えるために起こった、ということを見抜かなければなりません。その教訓とは何でしょうか? それは、他者の苦しみに対して距離を置く、ということなのです。

みんな、それぞれの人生を生きています。それぞれが、自分の苦しみを解決しなければならないのであり、あなたがそれを背負い込む必要はないのです。あるいは背負い込むべきではないのです。

人は、誰も、失敗者を見習いません。必ず、成功者を見習うのです。
ですから、あなたが幸福になるために、
他の人が幸福になるのを待っていてはなりません。
まず、あなたが幸福になることです。
そうすれば、他の人たちは、あなたを見習うことができるのです。

私は、六二歳になったある婦人のことを思い出します。彼女は、五〇年のあいだ、弟の死を嘆いてきました。もし、彼女が弟のそばにいたら、弟は死んでいなかったはずだ、と言うのです。

その時、彼女は一二歳で、弟は一〇歳でした。二人はとても仲が良かったのです。家が湖の近くにあったので、いつも一緒に泳いでいました。

あるお天気の良い日のことです。いつものように、弟が、湖に泳ぎに行こうと言いました。ところがその日、彼女は生理だったのです。でも、弟にそんなことは言えません。弟はどうしても一緒に行こうと言います。そこで、彼女は次のように言いました。「悪いけど、一人で行って。今日は、なんだか泳ぎたくないの」

弟は、一人で湖に行き、そして溺れ死にました。彼女は、自分が一緒に行かなかったことを悔やんで、ものすごい罪悪感を持ちました。彼女はこう考えたのです。「もし私が一緒に行っていれば、絶対、弟を助けてあげられたのに」

この罪悪感のせいで、彼女の人生は台無しになりました。彼女は、私のセラピーを受けて、次のように考えるようになった時、ようやく罪悪感から解放されたのです。「溺れ死んだのは、弟にとって、霊的に進化するために、どうしても必要な経験だったのだ。もしそうでないとしたら、誰かがそこにいて、弟を助けたはずだから」

彼女は、深く愛していた弟への執着から解放される必要があったのです。それは、彼女が、今世の人生で学ばなければならないことでした。

執着しないこと——つまり、ある対象に対して適正な距離を置くこと——は、その対象に無関心になるということではありません。また、助けることができるのに助けないということでもありません。執着しない、というのは、相手の経験に理解を示すこと、相手が通過しつつある状況を受け入れること、可能な場合には手を差し出すこと、ただし、相手が助けを望まない場合には相手が苦しむのを静かに見守ること、そして、何もできない場合でも、自分が無力であることをありのままに受け入れることなのです。

もし、無力感が湧き上がってきたら、その無力感がどんな感情を目覚めさせるか、静かに観察しましょう。無力感から解放され、〈無執着〉の状態を手に入れるための方法は、第九章にも紹介していますので、そちらも参考にしてみてください。

誰でも自由になれる。
誰でも限界を取り払うことができる。
誰でも、結びつき、一体となり、癒やされることができる。
私たちが苦しむのは、相手に対して期待をするからだ。
それが、苦しみの唯一の原因なのだ。
欲は苦しみをもたらし、愛は歓びをもたらす。
――ジョーン・ウォルシュ・アングランド

第八章　恐れが引き寄せる さまざまな病気

無知が恐れを生み出す。恐れが筋肉の緊張を生み出す。筋肉の緊張が苦痛を生み出す。それとは逆に、知識が精神の平静を生み出す。精神の平静が穏やかさを生み出す。穏やかさが筋肉の緩みを生み出す。筋肉の緩みが苦痛からの解放をもたらす。

——フェンガー・ドレンド・ストラップ

昔むかし、ある小さな村に巡礼に行く途中で、賢者がコレラに出会いました。賢者は、「こんなに朝早く、どこに行くのですか?」とコレラに尋ねました。

コレラは、「この地上から五〇〇人の魂を引き上げる使命を果たしに行くのです」と答えました。そして、「あなたがこれから行こうとしている村は、人口も多いし、衛生状態も悪いので、私の使命を果たすにはとても都合がいいのです」と言いました。

巡礼を終えてその村から帰る途中で、賢者はこう考えていました。「あのコレラは、嘘を言った。なぜなら、あの村では、一五〇〇人が死んだのだから。なぜ、嘘を言ったのか、聞いてみたいものだ」

すると、コレラが歩いているのが目に入りました。そこで、賢者はコレラに近づいて、こう尋ねました。「どうして一〇〇〇人も余分に殺したのですか?」

コレラは答えました。「私が殺したのは五〇〇人だけです。あとの一〇〇〇人は、恐れが原因で死んだのですよ」

知恵に満ちたこのお話は、病気に対する恐れが、時には、病気それ自体よりも害を及ぼす、ということを見事に示しています。

私たちが恐れを持つと、この恐れは、すぐに、私たちの体の細胞に影響を与え始めます。すると、私たちの体は恐れの波動を発し始め、その恐れに見合う対象を引き寄せるのです。

犬を恐がっている人が犬を引き寄せることがよくあります。その人はこう言うでしょう。「犬が、なぜか私だけを見ているように感じるんです」

恐れを感じるのがなぜよくないかと言うと、恐れには〈創造作用〉があるからです。恐れは、まず、私たちの心の中に何かを創り出し、次いで、現実に何かを創り出します。

恐れを持つと、私たちの体は緊張し、収縮します。すると、エネルギーの流れが悪くなり、ためらいや疑いが生じ、そして最悪の事態を想像します。体の調子が悪くなり、心臓がドキドキし、未来のことを心配して頭が痛くなります。前に進むのが恐くなり、足が痛くなります。これから起こることを恐れて、坐骨神経が痛くなります。現状にとどまり続け、手放すことができず、便秘になります。新しい方向を目指すのが恐くなって、肘《ひじ》が痛くなります。困難な状況に身を置くことが恐くなって、視野が狭まり、心が暗くなります。不安がますますつのり、耐えがたいほどになります。

恐れは、多くの不調、ある種の病気、そして恐怖症（閉所恐怖症、広場恐怖症）などの原因になります。恐れは、過去の苦しい体験、あるいは未来への不安によって引き起こされます。それが、一般的に、子どもよりも大人の方が、より多くの恐れにとらわれる理由なのです。

親たちは、しばしばこう言うでしょう。「子どもたちは、危険があるということを知らないのです」しかし、ごく幼い頃には、子どもたちは恐れを知りませんが、子どもたちに恐れを教え込むのはきわめて簡単です。というのも、彼らは、ものすごく影響を受けやすいからです。

たとえば、夜七時を過ぎて外で遊んでいると、鬼がやってきて連れていかれる、と小さな子どもに言ったとしましょう。当然、この子はその話を信じて恐がるはずです。そして、ある程度大きくなって、それは大人が言うことを聞かせるために考え出した嘘の話だと分かるまで、それを信じ込んでいることでしょう。大人になれば、そんな自分を笑い飛ばすに違いありません。

しかしながら、私たちが目にした光景のせいで、私たちが聞いた話のせいで、私たちが経験したことのせいで、深く心に刻まれ、あとあとまで残る恐れもあります。そうした恐れを取り除くのは、そんなに簡単なことではありません。

私たちが恐れと共鳴するたびに、そうした恐れを感情記憶の領域に蓄えている大脳辺縁系が、視床下部を刺激するのです。すると、視床下部が、今度は、みずからの仲間である自律神経と協力して、肉体器官に働きかけて、一連の反応を引き起こします。

アネットのお母さんが、結腸切除手術を受けました。そして、腹壁に人工肛門を作り、そこから大便を排出するようにしました。アネットの夫はそれを耐えがたいことだと考え、アネットにこう言いました。「俺だったら、そうやって腹に袋を吊り下げるくらいなら、むしろ死んだ方がましだな」一〇年後、アネットの夫の腸に腫瘍ができ、そのために結腸切除をしなければならなくなりました。そして、手術の結果はきわめて良好だったにもかかわらず、彼は手術の数日後に亡くなったのです。

マリエットは、ものすごい先端恐怖症で、包丁やハサミを見ると得体のしれない恐怖を感じましたが、そのことを誰にも言えずにいました。その恐怖症の原因は、彼女の幼年時代に作られました。彼女は、幼いある日、お父さんと一緒に屠殺場に行ったことがあるのです。そこでは、彼女が大好きな動物たちが、包丁で切り裂かれ、大量に血を流していました。この光景は、彼女の感情記憶の領域に蓄えられました。

そのため、包丁やナイフを見るたびに、自分や、愛する動物たちの命がおびやかされているように感じたのです。彼女がその恐怖症から解放されるためには、当時の出来事までさかのぼり、動物が食肉用に殺されることを深刻に受け止めすぎないようにワークをする必要がありました。

ルイーズもまた、包丁が怖くて仕方ありませんでした。彼女の場合、さらに、いつもおびやかされているような感じがしていました。「私は、すべてが怖いの」と言うのです。それは、強迫観念になり、そのせいでいつも体調が悪かったのです。

私のセラピーを受けた時、彼女は、それまで忘れていた、ある出来事を思い出しました。彼女が五歳くらいの時のことです。お父さんがアルコール依存症で、時々、特にお母さんに対して暴力を振るっていました。

ある晩、寝ようとしていたら、お母さんが台所から包丁を持ってきて、「お父さんがあなたの部屋に来るかもしれないから、身を守るために、枕の下にこの包丁を隠しておきなさい」と言いました。ルイーズは、父親が彼女に暴力を振るうだろうとは思っていませんでした。しかし、実際に包丁を枕の下に隠すと、もしかしたらお父さんから暴力を振るわれて死ぬかもしれないという気がし始め、激しい恐怖に襲われたのです。

そこまで聞いた私は、彼女にリラックスするように言い、お母さんが彼女のところに包丁を持ってきた場面に行くように指示しました。ルイーズがお母さんを見て、お母さんの恐れを感じ取ったところで、私は、彼女にこう言いました。「いいですか、では、お母さんに包丁を返して、こう言ってください。『ママ、私は、パパが私を叩くとは思わないから、包丁はママに返すわ』」

すでに言ったように、無意識や潜在意識は、実際に見た映像と、私たちが想像で作り出した映像を区別しません。そして、大脳辺縁系は、それらのいずれも、歓迎すべき経験、または避けるべき経験として、分類して登録するのです。

ルイーズは、感情記憶の領域に、次のような情報を蓄積していました。「私は危険にさらされている。だから警戒していなければならない」

彼女が、包丁を見るたびに、その情報が浮かび上がってきていたのです。そうすると、大脳辺縁系が反応して、彼女は激しい恐怖を感じるわけです。

ところが、今回のワークで作り出した新たな映像は、無意識に蓄えられた古い映像に上書きされました。その結果、「私は危険にさらされている。だから警戒しなければならない」という情報が、「私は危険になどさらされていない。だから落ち着いていられる」という情報に変化したのです。

ルイーズは、セラピーを受けたあと、自分の行動がまったく変わったことに気づいて、ものすごく驚きました。まわりの世界と自分を信じることができるようになったのです。

動物も、人間も、突き詰めると、たった一つの恐れしか持っていません。すなわち、死に対する恐れです。死に対する恐れがあるために、私たちは、絶えず自分を守ろうとするのです。

苦しみに対する恐れも、結局のところ、死への恐れから派生していると考えられます。だからこそ、苦しみへの恐れは至るところに存在しており、それ以外の恐れも、すべて苦しみへの恐れから派生してくるのです。

――私たちは、どうして、愛することをこれほど強く恐れているのですか？

それは、過去の出来事が原因となって、「愛する＝苦しむ」という等式が、記憶されているからです。

――私たちは、どうして、物事に関与することを恐れているのですか？

おそらく、何かの機会に自由が制限されたことがあって、それを覚えているからでしょう。あるいは、父親、または母親の自由が制限されたのを目撃しているからでしょう。そして、「関与＝自由の制限」、「自由の制限＝苦しみ」という等式が記憶されているのだと思います。

――私たちは、どうして、仕事を失うことを恐れているのですか？

たぶん、過去に欠乏を経験しており、「欠乏＝苦しみ」という等式を記憶しているからです。

――私たちは、どうして、愛する人を失うことをこれほど恐れているのですか？

おそらく、別れや孤立、または見捨てによる苦悩を経験しているからでしょう。そして、それらの状態と苦しみを結びつけているのです。

――私たちは、どうして、死ぬことをこれほど恐れているのですか？

死は、愛する人との別れ、終焉、そして虚無などを意味する、と考えているからです。だから、「死＝苦しみ」という等式としてそれを記憶しているのです。

私たちは、苦しむことを恐れているので、おびやかされたと感じると、ただちに〈防衛機制〉を働かせます。

例をあげてみましょう。ここに、子どもが四人いる家族があるとしましょう。父親が暴力を振るうので、家族のみんなが父親を恐れています。それぞれが、生き延びるために、それぞれ異なる防衛機制を働かせています。

母親は、夫から何か言われると、すぐに口をつぐみますが、彼女は子どもたちにも、そうするように教えます。「お父さんに何か言われたら、すぐ黙りなさい。お父さんがどんな人かは、よく分かっているでしょう？　絶対に挑発してはだめよ」

母親の防衛機制は、自分のことはそっちのけで、夫のあらゆる要求に応えることなのです。

長男は、じっと、自分の体が頑強になるのを待っています。やがて思春期になれば、自分の方が強くなって、お父さんを叩きのめすことができるはずだからです。大人になったら、肉体的な力を要求される仕事につくでしょう。長男の防衛機制は、父親よりも強くなって、父親が自分に手をあげることができないようにする、というものです。

次男は、逃避や回避という戦術を使います。そのため、小さくてやせた男の子になるはずです。自分の前で争いが起こりそうになると、いち早くその場から逃げ出します。仕事に関しても、恋愛に関しても、あるいは社会生活に関しても、何か厄介事が起こると、彼は、立ち去る、逃げる、という戦法を使うはずです。葛藤が起こるたびに、すぐに配偶者や職場を変えることになるでしょう。次男の防衛機制は、ただちに逃げることです。

次女は、つかまえられた感じがしており、どこに逃げたらいいのか分かりません。したがって、きょうだいの誰かがお父さんよりも強くなるのを待つあいだ、ひたすら鼻血を利用して安全を図りました。お父さんがちょっとでも彼女を叩くと、彼女はすぐに鼻血を出します。それを見ると、お父さんは、彼女を叩くのをやめて、おとなしくなるのです。このように、鼻血を利用してなんとか生き延びるのが、次女の防衛機制です。

長女はどうかと言えば、彼女は誘惑を選択します。長女は、父親を誘惑し、父親のお気に入りになることで、彼の暴力から逃れるのです。これが、長女の防衛機制です。

こうして、家族全員が、それぞれの〈防衛機制〉を使うことによって、生き延びることができました。しかし、それぞれが、恐れをかかえ込むことになりました。そして、その恐れは、今後の彼らの人生を支配し、彼らが脅威を感じた時に、さまざまな不調の形を取って現われることでしょう。

ロザリンは、それが子どものものであれ、喜んでいる人のものであれ、叫び声に耐えることができません。彼女の感情記憶においては、叫び声はただちに暴力と結びつくからです。どんな環境であれ、そこで叫び声が聞こえたとしたら、彼女にはすぐ偏頭痛が起こるのです。叫び声は、彼女が幼い頃に受けた暴力を思い出させるからです。

モニックは、とても美しい女性ですが、美貌ゆえに愛されるのではなくて、彼女自身の人間性ゆえに愛されたいと望んでいます。彼女が街を歩いていると、必ず男たちが口笛を吹くのですが、それを聞くと鳥肌が立ちます。そこで、彼女はどんどん太り始め、やがて男たちは口笛を吹かなくなりました。彼女が語ってくれたことによると、八〇キロまで体重が増えても、まだ口笛はやみませんでした。九〇キロになった時、ようやく口笛がやんだので、彼女の体重はそこで安定しています。

マドレーヌは、これまで、愛情に関わる失望を二度味わってきました。二度目の失望は、二児の父親でもある彼女の夫によって引き起こされました。もう男性にはうんざりしたので、男性に愛着を感じないようにしながら生きています。そして、すごく太れば、どんな男性も自分には興味を持たないだろう、と考えたのです。そのため、一〇〇キロまで体重を増やしました。確かに男性は寄ってこなくなったのですが、今度はその体重が新たな苦しみを引き起こしたのです。

一方、結婚後に、婚外の恋愛が起こらないようにするため、体重がかなり増える人たちがいます。マルセルは、超医療の手法を使うことによって、彼の疑問に対する多くの答えを得、また目覚ましい成果をあげました。しかし、相変わらず太りすぎの問題をかかえていました。どうしても、その原因が分からなかったのです。

そこで、私は彼にこう尋ねました。「もしかして、あなたは、奥さん以外の女性と恋愛関係になり、離婚問題が引き起こされることを恐れていませんか?」

すると、マルセルはこう答えました。「そうかもしれません。私の太りすぎの問題は、ちょうど家内との葛藤が起こった時期に始まったのです。その頃、他の女性と恋愛関係になることを恐れていたのは確かです」

もし、実際にそうだったとしたら、太りすぎることで、彼は婚外の恋愛におちいることを、みずからに禁じたことになるでしょう。

この話をワークショップで紹介したところ、ある参加者がこう言いました。「私の体重増加も、マルセルの場合と同じく、一種の〝貞節保険〟だと思います」

肥満が、婚外の恋愛におちいらないための〝保険〟であるとすれば、それ以外の保険も当然あるはずでしょう。たとえば、「にきび」もそうした保険の一種でしょう。にきびには次のような意味があります。「私に近づかないで。私は、あなたと恋愛関係になるつもりは、まったくありません」

もちろん、すべての肥満の原因が、自己防衛の必要性にあるわけではありません。肥満する人が、たとえば次のようなプログラミングを心の中に持っている場合もあります。

- 私は、気をつけないと、すぐに太ってしまう。
- 私は、水を飲んだだけでも太る。
- デザートを食べないようにしなくては。デザートを食べれば太るのだから。
- 私も母親のように太るに違いない。うちは、太る家系なんだから。

太ることを恐れれば恐れるほど、カロリーのことが頭を離れなくなり、それだけで体重が増える原因になります。

人によっては、肥満が、何かの言い訳になっている場合もあるでしょう。たとえば、アルコール依存症の人と結婚したある女性がこう言っていました。「私は太っているので、夫は私を受け入れてくれません。だけど、同じように、私もアルコール依存症の夫を受け入れていないのです。もし、私がほっそりしていたら、私はとうの昔に離婚していたことでしょう」

この人の肥満は、耐えがたい相手と離婚しないための理由になっています。実際には、この女性は、一人きりになるのが恐いのでしょう。あるいは、自活することができないのでしょう。

別な人にとって、肥満は、人目を引くための手段であるかもしれません。こういう人は、生きづらさをかかえ込んでいるのです。平均から外れた人は、他者の視線を引きつけることができます。視線は関心の一種です。ただし、この種の〈見られる必要性〉は、完全に無意識的なものなのです。

ジャンヌは、普段は太りすぎですが、興味深いのは、妊娠すると、彼女がやせるということです。彼女の担当医は、それを代謝の問題にしていますが、もっとよく検討してみれば、それは、幼い頃、彼女に居場所がなかったことと関連していることが分かるはずです。

長女だった彼女は、自分が家族の世話を焼かなければならないと感じていました。彼女は、自分のことは捨てておいて、他の家族の面倒ばかり見ていました。

ただし、大人になって結婚して、妊娠すると事情は別になりました。おなかに赤ちゃんが宿っているので、その子のためにまず自分のことを心配し、他の人たちへの義務感から解放されて、自分のニーズを主張することができるのです。

こうして彼女は、今や主要人物になったわけです。したがって、肉体の体積を増やして場所を確保する必要は、もはやありません。自分の場所をきちんと確保できているからです。やがて、妊娠期間が終わると、彼女はふたたび自分のことはさておいて、家族の世話ばかり焼き始めます。すると、自分の居場所がなくなるので、場所を確保するために太りだす、というわけです。そのことを自覚した時、彼女の肥満は、ぴたりと止まりました。

肥満の問題をかかえる女性の多くが、幼い頃に、自分は必要とされていない、自分には居場所がない、と感じていたはずです。そのために、彼女は家族の関心を引く必要性にかられ、自分のことは無視して、他の家族の世話ばかり焼くようになったのです。ですから、家族のメンバーたちは、彼女のことをやさしい人だ思っています。しかも、彼女が自分自身を無視しているので、他の家族も彼女を無視することになるのです。こうして、悪循環が始まります。そこから抜け出すためには、拒絶された、見捨てられた、という感覚から解放される必要があるでしょう。

苦しむことへの恐れがあるために、私たちは、自分がとうてい引き受けられないと感じる、感情的な場面から逃げ出したくなることがあります。その場面は、私たちに苦しみをもたらす可能性があり、苦しみは私たちにとって耐えがたいものであるからです。

そのため、私たちは、めまい、気絶、麻痺、不安神経症などの中へと逃げ込みます。中でも不安神経症はとても分かりやすい例です。

それでは、ここで、六歳になる女の子の例を見てみましょう。この子は、お父さんと二人で遊んでいました。すると、突然、お父さんが机にしがみつき、激しく呼吸し始め、胸のあたりを押さえ、ばたりと倒れました。こうして、心臓発作でこのお父さんは亡くなったのです。

女の子は、完全な無力感にとらわれ、恐れの中に凍りついてしまいました。それ以降、無力感を引き起こすような状況に遭うと、無意識のうちに、感情記憶の領域に記録されていた出来事が心に浮かび上がってくるのです。こうして彼女は、不安神経症で動けなくなるわけですが、この不安神経症は次のことを意味しています。「私は、この感情にこれ以上耐えられない。私を助けて。私をここから連れ出して。そうじゃないと、私は死んでしまうかもしれない」

不安神経症というのは、死に対する恐れ――これは多かれ少なかれ自覚されています――を特徴とする症状であり、息苦しさ、動悸《どうき》、めまいなどをともなっています。不安神経症に襲われた人は、自分に何が起こっているのか、誰に助けを求めればいいのかが分かりません。不安神経症は、前ぶれもなく、いきなり襲ってくることがあります。それは、エレベータに乗っている時、橋を渡っている時、トンネルを通っている時など、不安を与えるような状況で起こるのです。

不安神経症というのは、しばしば、強烈な感情をいだいて凍りついてしまったという、心的外傷を与えるような状況が原因となっています。そして、その状況を思い出させる場面に身を置くたびに、自動的にパニックにおちいり、その結果として、めまい、吐き気、麻痺、気絶といった症状が起こるわけです。

心的外傷を与える状況とは、たとえば、父親が目の前で殺される場面であったり、母親が父親に殴られて大量に血を流す場面であったり、あるいは、きょうだいが溺死するのを、なすすべもなく見ているしかなかった場面であったりするでしょう。

そうした激しい感情を経験した人は、そのままいけば自分は死んでしまうに違いないと、無意識のうちに感じたはずなのです。だから、そこから逃げたいと思うのです。逃げることが、ここでは、生き延びるための仕組みになっているわけです。

年老いたアンナは、お兄さんが心筋梗塞を起こして入院したあとで、ひどい不安神経症になりました。苦悩に押しつぶされそうです。どうして自分がそんな状態になったのか、理解できませんでした。というのも、お兄さんが病気になったことも、手術を受けなければならないことも、自分では納得していたからです。

実は、彼女は、お兄さんが救急車で病院に運ばれるのを見て、無意識のうちに、感情記憶の領域に記録されていたある出来事を思い出していたのです。それは、彼女が四歳の時に経験した、戦争にまつわる出来事でした。

彼女はユダヤ人でした。ある日、大好きだったお父さんが、家族の他の人たちと一緒に、トラックに乗せられて連れ去られたのです。彼女は、「パパ！」と呼びたかったのですが、捕まるのが恐かったので、何も言わずに群衆のかげに隠れたのです。

お兄さんが救急車で運ばれるのを見て、その記憶がよみがえったために、アンナは不安神経症を起こしたのでした。

私たちが逃げ込むのは、不安神経症の中だけではありません。めまいや、麻痺、さらには気絶の中に逃げ込むこともあります。いくつか例をあげてみましょう。

ギヨームが五歳の時に両親が離婚しましたが、父親の方が彼の親権を獲得しました。そのため、母親が時々子どもたちを訪ねてくることになりました。ある時、母親が、子どもたちに食べものをいっぱい持ってきました。それを見た父親は、自分が子どもたちに充分な食事をさせていないと非難されたと感じて怒り狂い、母親を殴りました。そのために、母親はひどく血を流したのです。

過敏なギヨームにとって、その光景は耐えがたいものでした。そのため、彼の魂は、体から抜け出してしまったのです。

それ以来、ギヨームは、激しい感情をいだくたびに、体から抜け出して、耐えがたい現実から逃避するようになったのです。大人になってからギヨームが最も恐れたのは、精神病になることでした。母親が、実は、精神病院に収容されたことがあるのです。

彼のように、幼い時に耐えがたい経験をして精神的外傷を負った人たちの多くは、長いあいだ坑うつ剤を飲まなければなりません。あるいは、過去のつらい感情を思い出して、ふたたびその場面に戻り、解放のためのワークを通して、現実から逃避するという防衛機制を外さなければなりません。

マクシムが、学校で気を失ったので、両親はとても心配しました。というのも、ほんの短いあいだに二度も気を失ったからです。

マクシムは過保護に育てられました。母親は、マクシムが三歳になるまで母乳を与え、その後もほとんど託児所に預けることがありませんでした。そのため、学校に行き始めると、マクシムはものすごい不安を感じるようになったのです。

彼は、学校に行きたがらなくなり、無理に行かせようとすると、暴力的になりました。それでも行かせると、状況を変えられないことに無力感を感じるようになり、気絶の中に逃避し始めたのです。

ジャン＝マルクが二歳の時、両親は、他のきょうだいたちと一緒に、彼をドライブに連れていきました。彼は、後部座席に座っていました。ところが、車がカーブにさしかかった時、突然ドアが開いて、車の外に放り出されてしまったのです。この時、頭蓋骨を骨折してしまいました。

二一歳になった時、ジャン＝マルクは友人たちと一緒に車の後部座席に乗っていました。運転している友人は、ワインを何杯か飲んでいました。突然、この運転手が操作を誤り、車を制御することができなくなりました。ジャン＝マルクは恐怖のあまり、凍りついてしまいました。翌日、目を覚ますと、顔面が麻痺していたのです。

麻痺は、筋肉や腱が機能しなくなることによって起こります。麻痺は、左半身に起こることも、右半身に起こることもあります（片麻痺）。また、片足だけに起こることも（単麻痺）、両足に起こることもあります（両麻痺）。

また、脳神経がダメージを受けると、顔面麻痺、目の麻痺、咽頭麻痺、喉頭麻痺などが起こることもあります。パーキンソン病も麻痺の一種だと言っていいでしょう。

麻痺は、人生においてさらに前進することへの拒否である場合があります。あるいは、罪悪感の現われである場合もあります。また、他の人たちに自分の面倒を見てもらいたいという気持ちの現われである場合もあるでしょう。

マルトは、一生のあいだ働きづめでした。母親が八〇歳で亡くなるまで、面倒を見続けました。彼女は、夫と自分が年を取ったら、面倒を見るのは当然、子どもたちであると考えるようになりました。ですから、夫が亡くなると、たちまち寝込んでしまいました。そして、娘にこう言ったのです。「さあ、今度はあなたが私の面倒を見る番よ」

自分が母に与えたのと同じ世話と関心を、子どもから得ようとしたのです。

逃避は解決になりません。というのも、恐れて逃げようとしたその当の対象は、その後もずっと私たちを追いかけてくるからです。

それは、地面に映った自分の影から逃げるのと同じことです。自分の影におびえて、パニックにおちいった人は、その影から逃げるために走り出します。しかし、その影はいつまでもその人を追ってくるのです。その人が立ち止まり、落ち着いて、それが自分の影に過ぎないことを理解すれば、恐れはすぐに消え去るでしょう。

では、その影とは何でしょうか？　それは、私たちの無意識に記録されている強いネガティブな感情にほかなりません。ですから、その強い感情が浮かび上がってきた時は、私たちがそれから解放される絶好の機会であるわけです。もし、私たちが、めまい、気絶などの手段によってそれから一時的に逃れたとしても、それは元の場所に戻るだけです。私たちがそれから解放されることには、けっしてなりません。

苦しみに対する恐れは、また、私たちを、〈コントロール〉したいという気持ちにさせるはずです。私たちは、何をコントロールしようとするのでしょうか？　それは次のようなものです。

• **状況**：たとえば、結婚記念日をどのように過ごすかを、配偶者に対して確認することがあるでしょう。これは、相手が忘れて、そのために自分が失望することを恐れているからです。

• **自分のあり方**：たとえば、私たちは、頭で考えてばかりで、自分の気持ちをハートで感じようとしません。

• **まわりの人たち**：たとえば、私たちは、自分が何かをするよりも、まわりの人たちに対して、彼らはああすべきだ、こうすべきだ、と考え、また現にそのように命令します。

恐れ、非難、暴力などの中で育てられた人は、しばしば、生き延びるために〈コントロール〉という手段を用いるようになります。しかし、コントロールによって、ひとたびその状況を逃れたとしても、健康、人間関係、物質的な安全などがおびやかされるのではないかと、ふたたび不安になるのです。不安は、動悸、血圧上昇、のぼせ、痙攣、喉がつまった感じ、胃の圧迫感、大量の発汗、寒気《さむけ》などの形を取って現われるでしょう。

この不安が長引いて、より強烈になれば、それはやがて恐怖症やノイローゼに変化していくでしょう。このうち、恐怖症は次のように分類されます。

物に対する恐怖症：たとえば、先のとがったものや、刃物（包丁、ハサミ）などを恐れる。

動物に対する恐怖症：動物に対する病的な恐れ。映画で見た、話を聞いた、実際に動物に噛まれた、などの理由で恐怖症に取り憑かれます。また、過去世から持ち越した動物恐怖症もあります。

状況に対する恐怖症：たとえば、赤面症があります。これは、過去において、激しい羞恥《しゅうち》を感じたり、激しい屈辱感を感じたりした経験が、トラウマとなっている場合です。

閉所恐怖症：空気がなくなるのではないかという恐怖、エレベータ、地下鉄、飛行機、トンネル、洞窟といった狭い空間に閉じ込められる恐怖がそうです。閉所恐怖症は、私たちの誕生の瞬間に原因を持つ恐怖症です。困難な出産、へその緒が首に巻きついた状態での出産などは、閉所恐怖症の症状をうまく説明してくれます。

また、多くの人が、水を恐れます。しかし、それは、ほとんどの場合、閉所恐怖症の変形なのです。実は、水面下に沈んで空気を吸えなくなる恐怖が、水に対する恐れの正体なのです。

広場恐怖症：安全を象徴する場所や人から遠く離れて不安になる、というのが広場恐怖症の実体です。広場恐怖症になると、安全を象徴する場所や人にしがみついて、外に出ることができなくなります。用事はぜんぶ電話やメールですませるようにして、家に閉じこもるようになるでしょう。これも〈コントロール〉の一種です。

もし、入院などの避けがたい理由で家を離れることにでもなれば、それはもう大変なことになります。エレベータであれ、人々であれ、車であれ、あらゆるものを恐れるでしょう。

近年、ますます多くの人たちが広場恐怖症にかかるようになっています。

何人もの人たちが、それまで自分が何を恐れているのか分からなかったけれど、私が書いた本を読むことによって、自分の症状に名前を与えることができた、と言っていました。それらの人々が最も恐れていたのは、実は、〈コントロール〉を失うことだったのです。コントロールを失って、頭がおかしくなることを恐れていたのです。

そうした激しい恐怖の陰には、精神的外傷を与えた激しい感情がひそんでいることがほとんどです。でも、それらの感情は解放されていません。というのも、これまで、その感情から逃避してきたか、状況をコントロールしようとしてきたか、そのどちらかだからです。しかし、その二つの防衛機制を使うことができなくなると、広場恐怖症が浮かび上がってきて、パニックにおちいるのです。

ガートルードが二歳の時のことです。ベビーシッターが彼女と散歩している時、ガートルードは転んで肩の骨を折ってしまいました。でも、ベビーシッターは、責任を取らされるのを恐れて、ガートルードが転んだことを両親に言いませんでした。そのあと何日もガートルードが痛がって泣くので、両親はついに彼女を病院に連れて行ったのです。

大人になって、ガートルードは、精神に深刻な問題をかかえた男性と結婚しました。やがて、夫は、「もし自分のもとから去ったら、お前を殺す」と言って、ナイフで脅すようになりました。彼女は数年のあいだ、もしかしたら殺されるかもしれないと思いながら生きていました。

そのうち、彼女には、不安の発作が起こるようになりました。彼女の体は、もうそれ以上、恐れや悲しみ、緊張に耐えられませんでした。不安が、不安神経症をともなう広場恐怖症に変わりました。

実は、ガートルードは、二歳で肩の骨を折った時、そこがあまりにも痛むので、自分は死ぬのではないかと思ってすごく不安になったのです。彼女が固まってしまうのは、いつもこの、死の不安を感じる時でした。抑圧されていた恐れが浮かび上がってくると、ガートルードはパニックになります。そのパニックが、まず不安の発作を起こし、それから不安神経症をともなう広場恐怖症を引き起こすのです。

心的外傷を引き起こすような経験をしたことのある人は、けっこういるでしょう。たとえば、幼い頃に見捨てられる、入院して手術を受ける、親が死んでその責任が自分にあると思い込む、何かを飲み込んで死にかける、たけり狂った犬にかまれる、といった経験をした場合がそうです。こうした経験をすると、さまざまな恐怖症になる場合があります。その一つとして、広場恐怖症があるのです。

乗りもの恐怖症：自動車、バス、電車、船、飛行機などに乗って酔い、吐き気を感じたり、実際に吐いたりすることがあります。その結果、乗りもの恐怖症になるわけですが、この恐怖症の原因は、実は、未知に対する恐れ、特に死に対する恐れなのです。

ワークショップに参加したある女性は、飛行機恐怖症でした。彼女は、近い内に、夫とハワイに行くことになっており、その旅行のことを考えると絶望的になるのでした。一二時間ものあいだ飛行機に乗ることなんて、とても考えられなかったからです。私は、彼女に、飛行機恐怖症の原因は死に対する恐怖なのだ、と教えてあげました。彼女は、それを聞いて考え込んでしまいました。

それから数日して、彼女は次のことを思い出しました。それは、彼女が、老人ホームに父親を訪ねた時のことです。いつも彼女は、父親と一緒に散歩をするのでしたが、その散歩道の途中に、非常に危険な箇所があったのです。そこで、しばしば事故を目撃しました。ある時など、ひっくり返って死んでいる人を見ました。その時の光景が、彼女に死への恐怖をいだかせたのです。それが分かると、彼女は死への恐怖、そして飛行機恐怖症を克服することができました。そして、夫とともに、とても快適な旅をしたのです。

墜落恐怖症：この恐怖症は、空虚、虚無に対する恐怖であり、めまいをともないます。

人を害することへの恐怖症：子どもを虐待する行為を自分がするのではないか、などと考えて不安にとらわれる人がいます。こういう人は、自分をあまりにも強力に〈コントロール〉しようとするので、自分がそのうち何かとんでもないことをしでかすのではないかと不安になるのです。

不安や恐怖症から、どのようにして解放されるか？

自分の態度や反応の仕方を変えるためには、また、自分を生きづらくさせる原因から解放されるには、次の三つの段階を踏まなければなりません。

①意識化する

私たちは、意識化されないものを変えることはできません。自分が恐怖を持っていることを自覚せずに、どうしてその恐怖から解放されることが可能でしょうか？

②受容する

ここで受容と言っているのは、対象を認め、それをありのままに受け入れることです。受容することによって、私たちは、自分の人生を支配する〈因果関係〉を見抜くことが可能となります。アルコホリックス・アノニマスにおいては、初期の段階で、自分がアルコール依存症であることを受け入れます。そして、さらに、独力でそこから抜け出す力を自分が持っていないことを認めるのです。

③行動する

三つめのステップとして、解放されるためには行動しなくてはなりません。すなわち、不安や恐怖、また苦しみを、自信と安らぎに変えるための行動をする必要があるのです。

以上の三つの段階は、変容や癒しのあらゆるプロセスにおいて根本的な役目を果たします。ですから、あなたの不安や恐怖症から解放されるために、ぜひともそれらを有効に使っていただきたいのです。

不安や恐怖を意識化し、受容し、行動するには、どうすればいいのか？

私たちは、自分が持っている不安や恐怖のほとんどを意識化していません。ここで、あなたに、それらを意識化するための、非常に簡単な方法をお教えしましょう。

心の中に「〇〇たくない」という思いが浮かんだら、そのたびに、それを書きとめておくのです。

たとえば、「病気になりたくない」とか、「仕事を失いたくない」などです。そして、ある程度、それらがたまったら、「〇〇たくない」という文章を、「私は、〇〇することを恐れている」という文章に書きかえるのです。たとえば、「病気になりたくない」という文章は、「私は、病気になることを恐れている」という文章になります。

こうすることによって、あなたは、自分がかかえこんでいる恐れを意識化できるのです。

そうして、恐れを意識化することができたら、今度は、それをありのままに受け入れましょう。恐れを持っている自分を拒否するのではなく、恐れを持つ権利を自分に与えるのです。困難や弱さを受け入れた時点で、あなたは、すでに、それを乗り越える道を歩み始めているでしょう。

ここで、私自身の例をあげてみましょう。人生のある時期に、数人の人から、私が偉そうにしているという指摘を受けました。しかし、実際にはそうではありませんでした。それは、私が、自分は劣っているのではないか、自分は愛されていないのでないか、と考えていたことの補償作用だったのです。

私は、そのことに関して、ある自己啓発センターの責任者と話していました。私は、まわりの人たちが自分に関してそんなふうに考えていることを知ってすごく居心地が悪い、なぜなら、自分は実際にはそんな人間ではないのだから、と彼女に言いました。すると彼女がこう言ったのです。「いいじゃないの。偉そうにしている自分を受け入れたら？」

私はそれまで、そんな発想をしたことがありませんでした。そして、こう考えたのです。「そうか、受け入れればいいんだ！」

そして、私は、自分がそんな態度をとっていることをありのままに受け入れました。すると、自分の振舞いの理由が腑に落ち、他の人たちが私についてどう思っているかが大事なのではなくて、私自身が自分についてどう思っているかが大切なのだ、ということが、はっきりと分かったのです。

自分をありのままに受け入れることで、自分がなぜそんな態度をとっているのかが腑に落ちて、それを乗り越えることが可能となったのです。

あなたが行動することによって、次のことが可能となります。

- 恐れに直面する

- 恐れから解放される

- 自分を信じ、人生を信じることが可能となる

恐れには、簡単に直面することのできるものもあります。また、うまく手なずける必要のあるものもあるでしょう。あるいは、それから解放されるには、充分に時間をかける必要のあるものもあるでしょう。大切なのは、その状況に最も適した方法を選ぶことです。

ここで、いくつか例をあげてみましょう。

あなたは新たな仕事につこうとしていますが、自分に充分な能力がないのではないかと不安になっています。そんな場合、あなたが聴覚型の人間なら、次のようなアファメーション（自分に対する肯

定的な宣言）を何百回も繰り返すとよいでしょう。

「私は、成功するために必要なすべてを持っています。そして、私はすべての仕事において成功します」

あるいは、あなたが視覚型の人間であるなら、次のようにしてイメージを作るとよいでしょう。まずリラックスしてください。そして、あなたの上司が、あなたをほめているところを心に描きます。あなたはそれを聞いて、自信が湧いてくるのを感じます。

あるいは、あなたが家を買ったところだとしましょう。あなたは、ローンが払えなくなるのではないかと不安です。そんな時は、次のように自問してみてください。「これまで、必要なものが不足したことがあるだろうか？」

もし、これまで必要なものが不足したことがないのであれば、これからもそうなることはありません。安心してください。もし、あなたの今世での課題が、必要なものがない時にどうすればいいかを学ぶことであるとすれば、あなたはもっと前にそうした状況におちいっているはずなのです。

恐れに基づいて行動すると、行動の結果はよくないことが多いのです。たとえば、愛する人を失うことを恐れていると、私たちは、その人にしがみつき、その結果、その人は息苦しくなるでしょう。そして、まさにそのことによって、その人は私たちから離れていき、私たちはその人を失うのです。

愛が、健全で、生き生きしているためには、楽に呼吸ができなければなりません。愛を息苦しくさせたら、愛は死んでしまいます。一方で、信頼は、愛を花咲かせます。

愛に関する恐れから解放されるためには、次のことを受け入れましょう。すなわち、あなたの人生の途上に現われる人は、あなたを進化させるために現われる、ということです。また、あなたは、それらの人たちの進化を助けるために、彼らと出会うのです。

愛する人にしがみつけば、その人は去っていくでしょう。相手がいてくれる時間を楽しみ、一日一日をその人と分かち合えることに感謝しましょう。そうすれば、二人の絆は強まるしかないのです。ある日、あなたの愛する人が去ったとしても（死によって、あるいは他の理由で）、その人と育んだ愛があるおかげで、あなたは次に出会う人にも愛を与えることができるでしょう。

一方で、あなたがそのあいだに、恐れを育んだとしたら、その人が立ち去ったあと、あなたの愛は空虚になり、ゆえに、あなたはまた別の人にしがみつくしかないのです。あなたが、愛において充分に成熟して、相手に依存しなくなるまで、ずっと同じ筋書きを生きるしかないでしょう。

未来に対する恐れを克服するためには、たとえどんな変化が起こったとしても、それは自分を成長させるためのものでしかない、と受け入れることです。たとえ、当初、その変化があなたを少し後退させたとしても、それはきっと、あなたをよりよく前進させてくれるでしょう。

それでは、不安になった時のために、もう一つ、アファメーションを紹介しておきましょう。

「私は、現在の状況を信頼しています。なぜなら、叡智と愛そのものである神が、私を導き、支える

ために、常に私と共にいてくださるからです。現在、すべてが、神の手によって整えられています。この状況に、理想的な解決がもたらされることを私は知っています」

他の人たちの意見に関しては、次のことを知ってください。すなわち、あなたが何をしたとしても、彼らが自由に意見を言うのをさまたげることはできない、ということです。彼らが、あなたとは別の意見を言うことを受け入れましょう。でも、あなたが地上に生まれたのは、彼らの期待に応えるためではありません。あなた自身を進化させるためなのです。

他者の意見を恐れるのは、他者から評価されないこと、愛されないことを恐れるからです。でも、私たちが、自分を評価して、自分を愛すれば、私たちは、自然に、他者の評価や愛を引き寄せます。

次のアファメーションもあなたのためになるでしょう。

「私は素晴らしい人間です。他の人たちとは違った人間ですが、同じように大切な人間です。私は可能性に満ちており、他の人たちは私をとても評価してくれています。私は、今後、自分自身を尊重し、自分の願いを実現するために生きていきます」

〈断行する〉ことが、恐れに対する最良の解毒剤です。次のようなインドのことわざがあるのを知っていますか？「断行しなければ、死ぬだけである」

不安、苦悩、恐怖から、どのようにして解放されるか？

不安、苦悩に襲われた時は、ゆったりと、深い呼吸をするといいでしょう。そうすれば、脳に酸素がいきわたり、心臓が落ち着き、感情のセンターである太陽神経叢が沈静化するからです。

あなたがどこにいようとも、しばらく動くのをやめ、鼻から息を吸い、活力と平和があなたの中に流れ込むのを想像しましょう。息を吸い終えたら、少しのあいだ息を止め、それから、不安、苦悩、恐怖があなたの体から完全に出ていくのを想像しながら、ゆっくりと息を吐いてください。

こうして平静を取り戻したら、あとは、あなたの不安、苦悩、恐怖を生じさせた原因を取り除きさえすればいいのです。恐れの思いを心にいだいていると、それは〈現実を生み出す考えの鋳型《いがた》〉となって、その人の現実を支配するようになります。

それでは、興味深いお話を一つ、ご紹介しましょう。

ある時、道に迷った旅人が、王宮にたどりつき、中庭の素敵な木の下で眠りました。目を覚ますと、おなかがすいていることに気づきました。そこで、こう考えました。「ああ、何か食べたいな！」すると、たちまちおいしそうな料理が運ばれてきました。ひどくおなかがすいていたので、なぜそんなごちそうが出たのかは考えもせずに、それを食べました。

おなかがいっぱいになった旅人は、次に、こう考えました。「次は、何か飲みものが欲しいな!」すぐに、おいしそうな飲みものが出てきました。

すっかり満足した旅人は、こう考えました。「それにしても、いったい何が起こったんだろう? 夢を見ているのだろうか? いや、幽霊たちがいたずらをしているに違いない」

すると、幽霊たちが現われました。幽霊たちは、とても残酷そうな、恐ろしい様子をしています。旅人は震え上がりました。そして、こう考えたのです。「ああ、もうだめだ。あいつらは、俺を殺すぞ!」幽霊たちは、旅人を殺しました。

この幽霊とは、まさしく〈現実を生み出す考えの鋳型〉——これは、〈精霊〉とも呼ばれます——にほかならなかったのです。人間が、この〈鋳型〉にパワーを与えると、それは人間を殺すことさえあります。

たとえば、広場恐怖症の人を見てみれば、そのことがよく分かるでしょう。この人は、広場に行くと息が詰まる、と考えていますので、広場に行けば、実際に息が詰まります。広場に行くと息が詰まって死ぬ、と考えていれば、実際に死んでしまうでしょう。

ですから、大切なのは、この人が、心の中に恐れを創り出したのは自分である、という事実に気づくことなのです。

もし、あなたが広場恐怖症なら、次のようにしてみてください。

- 白い光のドームで、足から頭までを包む。
- ゆったりと呼吸をして、感情を落ち着かせる。

心が落ち着いてきたら、次のアファメーションを繰り返します。もし必要なら、あなたに不利な〈考えの鋳型〉を追い出すために、一日に何度も繰り返してください。

「私こそが、私の人生の唯一の主人です。私に不利な〈考えの鋳型〉は、私の中から、そして私のまわりから、ただちに消え去りなさい。生命のエネルギー、叡智のエネルギー、すなわち神が、常に私と共にいてくださるので、すべてがうまくいきます。いま、私には、あらゆることが可能です」

そして、次のようなことを考えることによって、あなたのためになる〈精霊〉を創り出してください。

- 私は、神聖な存在によって守られています。
- どんなことが起こっても、それは私に、最良の結果をもたらすだけです。
- 私は、最強の運に恵まれています。
- 私が計画することは、すべて成功します。

これらの考えを何度も何度も繰り返し、固く信じ、あなたを守って成功させる〈精霊〉を創り出しましょう。

私の夫はいつも私にこう言います。「君には神様が何人もついていて、まさに君のために働いてくれているね」

そのおかげでしょう、私は、どんなに不利な状況に置かれても、必ずそれを克服して、成功を勝ち取ってきたのです。

不安、苦悩、恐怖は、私たちがそれを感じて凍りついたことのある、強烈な感情によって引き起こされることがあります。ですから、苦悩を感じたなら、一人きりにならずに、誰かに一緒にいてもらってください。あなたが信頼している人にそばにいてもらいましょう。そして、ゆったりとした深い呼吸を繰り返すのです。

もし、精神安定剤が必要な場合は、支援が受けられるようになるまでの短い期間だけに限定して、とるようにしましょう。というのも、精神安定剤をとりすぎると、かえってうつ状態になり、苦悩の原因となった激しい感情を解放するための力を失ってしまうからです。

ある程度落ち着いたら、パニックの引き金となった要素を発見するようにしましょう。これまで強烈な感情を解放したことがないのであれば、あなたに合ったセラピストの助けを借りるのもいいでしょう。

セラピストは、何よりも、信頼できる人でなければなりません。というのも、あなたは、そのセラピストと一緒にいて、まったく安全であると感じられる必要があるからです。その場合にのみ、あなたを凍りつかせた不安、苦悩、恐怖から、あなたは解放されることができるからです。

たとえば、苦しくて叫びだしたくなるような激しい感情を、あなたがようやく思い出して、ふたたび体験することができたとしましょう。その時、あるセラピストはこう言います。「今日は、ここまでにしておきましょう。本当にお疲れ様でした。どうぞ家に帰って、ゆっくりと休んでください」

また、別のセラピストはこう言うでしょう。「おっと、もう一時間たちましたか。では、続きは来週ということで。来週は何時からにしますか？」

どちらのセラピストがあなたを癒せると思いますか？

もう一度、繰り返して言いましょう。信頼できるセラピストを選んでください。そうでないと、あなたが何年も抑圧してきた——場合によっては、幼年期から抑圧してきた——激しい感情を解放することなど、とうていできないからです。

場合によっては、マッサージ療法を受けるのもよいでしょう。というのも、感情は、体の筋肉の中に蓄積されているからです。そして、選択した療法がどんなものであったとしても、その感情をありのままに受け入れるようにしてください。けっして、それと対決しないでください。

恐れには直面することができます。しかし、恐れと対決してはなりません。対決すると、防衛のための鎧《よろい》をますます固くするだけでしょう。恐れを受け入れる愛とやさしさだけが、固い鎧を溶かすことができるのです。

それでは、アデリーヌの例を見てみましょう。アデリーヌは、不安神経症と不眠に悩まされていました。やっと眠れた場合にも、不安に満ちた夢を見てばかりです。

現在、彼女は、暴力的だった元・夫が帰ってくるのではないか、といつも恐れています。

私は彼女に、幼い頃、とても怖い思いをしたことがないかどうかを尋ねてみました。すると、彼女は、頑固で高圧的な父親を前にして、恐ろしさのあまり固まってしまったことが何度もある、と語ってくれました。氷のような父親の視線が恐くて、自分の気持ちを口にすることができなかった、と言うのです。

そこで、彼女に、父親が特に怖かった場面を思い出してもらいました。

それは、彼女が九歳の、ある夏の日曜日のことでした。彼女は長距離のサイクリングに出かけました。五時までに帰る約束でしたが、素晴らしいお天気で、あまりにも気分がよかったので、彼女はなかなか帰りたくありませんでした。彼女がようやく帰った時には、一時間以上も遅刻していました。

父親は、カンカンになって彼女を待っていました。彼は、氷のようなまなざしで彼女を突き刺すと、こう言いました。「また馬鹿なことをしでかしおって。もうお前なんか信じることはできない！」

それを聞いた彼女は、自分の部屋に逃げ込みました。

私は、大人のアデリーヌに、この場面に介入し、体全体を震わせながら泣いている子どものアデリーヌのそばに行くように言いました。そして、やさしく、心を込めて、小さなアデリーヌに触れるように指示したのです。

大人のアデリーヌは、小さなアデリーヌの髪をなでて、こう言いました。「私がここにいるから、大丈夫。あなたは一人きりじゃない。いま、私はここにいるわ、そしてあなたを守ってあげる。誰かが、あなたをいじめたり、こわがらせたりするのを、私はぜったいに許さない。だから、もう恐がらなくてもいいのよ。さあ、私のところにいらっしゃい。抱きしめてあげる」

こうして、小さなアデリーヌは、大人のアデリーヌに慰められ、安心したのでした。小さなアデリーヌが安心したのを見て、大人のアデリーヌはこう言いました。「さあ、手をつないで、お父さんのところに行きましょう。そして、お父さんがとても厳しかったから、すごく恐くなって凍りついてしまったと、素直にお父さんに言いましょう」

小さなアデリーヌは、とても恐かったのですが、大人のアデリーヌがそばにいて守ってくれることを知っていました。二人は、お父さんがいる居間に行きました。お父さんには、大人のアデリーヌは見えませんでしたが、小さなアデリーヌは、彼女が自分を守ってくれていることを知っていました。

そこで、小さなアデリーヌは言いました。

「パパ、ちょっと話をしてもいい？　ねえ、パパ、私はパパのことがとても恐いの、そして、そのせいで悪い夢を見るのよ。もし、家を出られるなら、どこかに行ってしまいたいくらい。それほど、パパのことが恐いの……。そのせいで、心がすごく痛むの」

父親は、めがねをはずすと、彼女の方にやってきました。

「そうか、そんなにお前を恐がらせていたなんて、まったく知らなかったよ。時々、要求が厳しくて、権威主義的になることは自覚していたが……。でも、それは、お前を愛しているからだし、お前をしっかり育てたいと思っているからなんだ。良い父親は、子どもを厳しくしつけるものだ、というふうに教わったのでな。そうするのがよいことだ、と思っていただけで、けっしてお前を傷つけようなんて思っていなかった。さっきも、お前が一時間以上も遅くなったので、何かあったのではないかと、すごく心配になったのだ。だから、イライラしてひどく怒ったのだよ。悪かったね。お前のためを思ってしたことが、それほどお前を苦しめていたとは知らなかったよ」

小さなアデリーヌは、こう答えました。

「パパ、パパが私を愛していたなんて、一度も思ったことがなかったわ。私たちのことを考えてくれていたから、私に厳しかったのね。それがよく分かったわ。だから、これからは、もっとパパに協力的になります。ありがとう、パパ、愛してるわ」

それに対して父親はこう答えました。

「私もお前を愛しているよ。さあ、もういい、自分の部屋に行きなさい」

このセラピーが終わると、アデリーヌは、ずっと背負っていた大きな荷物を下ろして、心身ともに軽くなった、と言いました。今では、圧倒的な権威を前にしても、彼女は凍りつくことなく、相手の心に届く言葉を探すことができるようになりました。

高圧的に相手に命令し、相手を支配しようとする人は、実は、その人自身が、恐れをいだいているのだ、ということを覚えておきましょう。

支配しようとする人は、恐れています。
統御できる人は、信頼しています。

ここで、四歳の時に父親を連れ去られたユダヤ人のアンナを、もう一度、取り上げてみましょう。彼女は戦時下に、お父さんと、家族のメンバーが連れ去られる場面を見ました。彼女は、みんなを助けられない無力感と、ユダヤ人に生まれた不公平を、同時に感じたのです。

さらに、彼女は、生きることへの罪悪感をいだきました。というのも、彼女以外のほとんどの家族が、殺されることになったからです。また、自分が捕まることへの恐れもありました。そのために、苦しみを抑えて、群衆の中に隠れなければなりませんでした。

本当は、苦しみをしっかり感じて泣き、「パパ！」と叫ぶ必要があったのです。ですから、彼女が癒されて生きるには、無力感、不当だという思い、そして特に、罪悪感から自由になる必要がありました。というのも、それらの感情と苦しみがあるために、彼女は生きるのがつらく、その結果として、不安神経症の発作の中に逃げ込んでいたからです。

私たちが、悲しみ、怒り、叫びなどを、解放しないで抑圧し続けるかぎり、私たちは、仕事、アルコール、ドラッグ、坑うつ剤などに溺れて、そうしたつらい感情から逃げ続けるほかないのです。しかも、それらの感情を浮かび上がらせては、絶えずパニックの原因となる出来事を引き寄せることになるでしょう。

私たちを自由にする唯一の解決策は、私たちを苦しめた過去の出来事に戻って、抑圧してきた感情を解放することなのです。あるいは、その出来事を解釈し直し、出来事の本当の意味を見抜くことなのです。

苦しみそれ自体よりも、苦しみを恐れることの方が、私たちを苦しませる。

苦しみに対する恐れは、何年も、何十年も、私たちを苦しませる場合がありますが、苦しみの原因となった出来事に戻るワークには、ほんの数分ぐらいしかかかりません。あなたが自由になるために、ほんの数分しか必要としていないのです。もっとも、それには多少の危険がともないますので、その危険は適切に管理されたものでなければなりません。いつでも、誰とでも、安直にワークをやってよい、というわけではないのです。

単なる慰めではなくて、本物の癒しが必要です。そのためには、段階を追って、本人に準備ができたかを確認しながら、慎重にワークを進める必要があるでしょう。

信頼のおけるセラピストにしっかり受け止めてもらえば、過去の出来事の場面に戻って、ふたたび凍りついたとしても、適切なプロセスを経て、そのトラウマから解放されることが可能になるのです。

第九章　ネガティブな感情を克服する方法

心の安らかな人は人生を楽しむ。それに対して、興奮した人は、目がくらみ、手綱を手放して、感情の荒馬を暴走させる。彼の人生は、苦しみそのものである。目覚めたものだけが、人生を楽しむ。

——和尚《おしょう》ラジニーシ

怒りは、いろいろな姿を取ることがあります。それらは、以下のようなものです。

- 批判
- いらだち
- 欲求不満
- 誹謗《ひぼう》

それがたとえ、どのような姿を取ったとしても、怒りが平安を乱す感情であることに変わりはありません。

どんな感情も、二つの反応を呼び起こします。つまり、表現されるか、抑圧されるかです。

また、感情が生じると、体内に動揺が生じ、それは、私たちの生体に、多かれ少なかれ、何らかの影響を及ぼすでしょう。その影響は、単純な不快感であることもあれば、ガンのような深刻な病気であることもあります。

怒りという感情も、他のすべての感情とまったく同じく、次ページの図のようなプロセスをたどります。

感情は、どのようにして生まれるか?

感情は、以下のようなプロセスをたどって、私たちの中に現れます。

①ある出来事または状況が現われる。それが、新皮質の左右両半球で評価されて、結論が出される。
②その結論が、出来事または状況に対する解釈または理解を生み出す。
③その解釈または理解が、快適または不快という気持ちを生み出す。
④快適という気持ちが生み出されると、それは感情記憶の領域に、繰り返されるべき経験として記録される。そして、幸福の状態を生み出す。一方、不快という気持ちが生み出されると、それは内

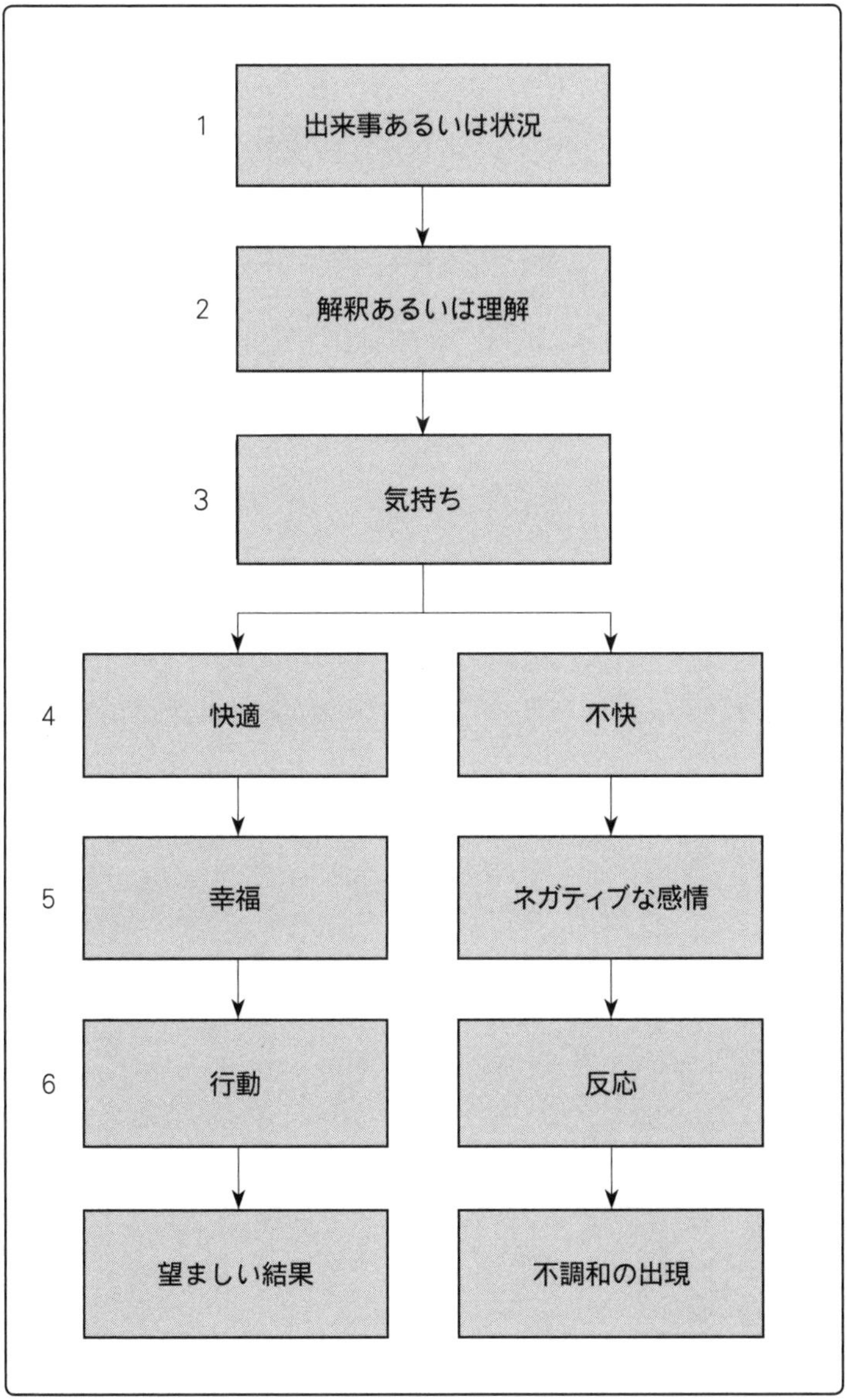
1
出来事あるいは状況
2
解釈あるいは理解
3
気持ち
4
快適
不快
5
幸福
ネガティブな感情
6
行動
反応
望ましい結果
不調和の出現

面の動揺を生み出し、さらにそれがネガティブな感情を誘発する。すると、それは、感情記憶の領域に、避けるべき経験として記録される。

⑤ネガティブな感情は、反応の引き金を引く。その反応は、外に表現される場合も、表現されない場合もあるが、いずれにしても、私たちの生体に影響を与える。

⑥外部への反応としては、泣く、叫ぶ、叩くなどの行動として、エネルギー的な現われを見せる。内部への影響としては、やる気の低下、心臓の動悸、発熱、喉の痛み、胃の不快感、下痢などの生体反応を引き起こす。

それでは例をあげてみましょう。

兄弟が二人で遊んでいます。兄の方が、花火を解体して火薬を取り出しています。手製のロケットの燃料にするためです。できあがったロケットに火薬を詰めて火をつけると、ロケットが暴走して弟にぶつかり、弟の洋服に焦《こ》げめをつけました。ちょうどそこに母親がやってきて現場を目撃します。母親は、兄の方に駆けて行き、有無を言わせずに彼を叩きます。この時、母親には何が起こっていたのでしょうか?

①出来事：兄が花火の火薬をロケットに詰めて火をつけた結果、それが暴走して弟の洋服が焦げた。

②解釈：「もしかすると、このロケットが弟の目に当たって、ひどいケガをしたかもしれない。

または、二人とも、やけどをしたかもしれない」
③気持ち：起こったかもしれない事態を考えて呆然とする。
④不愉快になる。
⑤ネガティブな感情：すさまじい怒りを感じる。
⑥反応：わけが分からなくなって兄を叩いた。自分がなぜそんなことをしたのか理解できない。そんなことは、普段だったら絶対にしないのに。

では、弟の洋服に焦げめがついただけなのに、この母親は、どうしてそんなに激しい反応をしたのでしょう？

彼女の心が、実は、感情記憶の領域に記録されているある思い出と共振した結果、呆然自失して、わけが分からなくなったのです。その思い出とは、彼女の弟が失明し、父親が亡くなる原因となった、ある事故に関するものでした。

ある種の気持ちは、怒りという感情を引き起こすことがあります。そうした気持ちには、次のようなものがあるでしょう。

- 見捨てられた
- 馬鹿にされた

- うまく利用された
- つけこまれた
- 尊重されなかった
- 無視された
- 理解されなかった
- 不当に扱われた

怒りに直面した場合、私たちは、いくつかの違った態度をとることができます。

- **怒りの原因が、他人や状況にあると見なす。**そのために、怒りを誘発する状況に身を置くと、私たちは自動的に〈反応〉してしまいます。
- **歩き回ったり、走ったり、枕を叩いたり、叫んだりして、怒りを発散する。**そうすることよって、確かに、一時的に怒りを解放することはできるでしょう。しかし、似たような状況にふたたび出合えば、また怒りが湧いてきます。
- **意志の力を使って事態を正確に把握し、怒りにおちいることを避ける。**

ルイーズとジャンは、数年前に結婚しました。出会った当初、ジャンは、自分のことは放っておいて、とにかくルイーズを喜ばせようとしました。そのため、ルイーズは、自分は最高の男性とめぐり逢ったのだ、と考えました。

ところが、結婚してしばらくすると、ジャンはあまりしゃべらなくなり、ルイーズに対して距離を置き始めたのです。ルイーズはなぜそうなったのか理解できませんでした。いったい、ジャンに何が起こったのでしょう？「もしかして、ほかに好きな女性ができたのかしら？」何回、そう思ったかしれません。

ある日、ついに我慢できなくなって、ジャンに尋ねました。「何か不満なことでもあるの？」するとジャンは曖昧《あいまい》にこう答えました。「別に……」でも、何か隠しているようなそぶりです。

そこで、ルイーズはさらにこう言いました。「ねえ、ジャン、あなたは、前みたいじゃなくなった。何かあったんだわ。ねえ、そうでしょう？」

すると、ジャンが言いました。「うるさいなあ。頼むから、放っておいてくれ！」

それから、ジャンはいっそう自分に閉じこもるようになりました。二人のあいだに、沈黙の壁ができたような感じです。それがますますルイーズを傷つけました。ルイーズは、我慢できなくなり、その壁を打ち破ろうとして、傷つける言葉をジャンに浴びせかけました。さらに、ルイーズは泣き叫び、怒りと非難をジャンにぶつけたのです。

ルイーズは、ジャンの沈黙が耐えがたかったので、その沈黙と正面から対決したわけです。ルイーズの怒りの爆発に傷ついたジャンは、ドアをバタンと閉めて家から出て行ってしまいました。

それから数時間が経ちましたが、ジャンからは何の連絡もありません。ルイーズは心配になりました。いったい二人に何が起こったのか、ルイーズには理解できませんでした。あんなに素晴らしかった人が、こんなに冷たく、こんなに頑《かたく》なになるなんて、まったく理解できなかったのです。

夜になってジャンが帰ってきました。そして、こう言ったのです。「じっくり考えて結論を出したよ。もう、僕たちは一緒にやってゆくのは無理だ。別れた方がいい」

ルイーズは、途方に暮れて、ジャンにあやまり、しがみつき、最後のチャンスが欲しい、もう二度とヒステリーは起こさないから許して、と言いました。ジャンはようやく思いとどまってくれました。ジャンにこの約束をした時、ルイーズは本当に誠実だったのです。ところが、またジャンが押し黙って、彼女に関心を示さなくなると、彼女は怒りにかられてふたたび前と同じように振舞ってしまったのです。

怒りがひとたび爆発すると、どれほど意志の力で抑えようとしても無駄です。ですから、怒りをどうこうしようとするのではなく、怒りの原因になった気持ちに働きかけなければなりません。

怒りをどのように管理するか？

①自分が怒りを感じていることをありのままに受け入れましょう。

つまり、怒りを否定して抑圧しないことです。多くの人たちは、自分が怒っていることを受け入れません。自分に対して怒りを禁ずるのです。

では、なぜ、私たちは怒りを自分に禁ずるのでしょうか？　子どもの頃に怒りを表現した時、私たちは次のように言われた可能性があるのです。

「まあ、見苦しいこと」

「嫌な子ね」

「性格が悪いわよ」

「怒ると、醜《みにく》いよ」

「怒るなんて、最低」

あるいは、きょうだいや仲間がそんなふうに言われたのを聞いたことがあるのかもしれません。そこで、次の等式が成立するわけです。「怒る＝悪い」

そして、自分のことを嫌な人間だとか、悪い人間だとは思われたくありませんから、私たちは怒りを自分に許さなくなるのです。

あるいは、怒りのあまり暴力を振るう人を見たため、自分も怒ると暴力を振るうかもしれない、と思い込んでしまったのかもしれません。私たちは暴力を振るう人間にはなりたくないのです。

あるいは、怒りのあまり自分を制御できなくなることを恐れるようになったのかもしれません。私は、ある人たちが次のように言うのをしばしば聞いたものです。「怒りに身を任せたら、自分が何をするか分からない」また、私は、ある男性が奥さんに次のように言うのを聞いたことがあります。「いいか、俺が怒ったら、絶対、俺に近づくなよ」

統御された怒りではなく、抑圧された怒りが、暴力の激発を引き起こすのです。

自分が怒っていることを受け入れる、というのは、怒りを相手のせいにしたり、相手を傷つける言葉を吐き散らしたりして、鬱憤《うっぷん》を晴らすことではありません。私たちの内部に起こっている感情を認め、自分が怒っていることを許可する、ということなのです。けっして、他者を責めることではありません。そして、次のように言うことはOKです。「いま、私は怒りを感じています」あるいは「この状況が、私を怒らせています」

自分が怒っていることを許すと、他人が怒っていることも許せるようになります。

また、怒りが向けられるべきでない人に対して怒ってしまった時、しばらくして自分を取り戻したら、その人に、次のように言ってあやまりましょう。「私の中にある怒りを、あなたにぶつけてしまいました。ごめんなさい。あの怒りは、あなたに個人的に向けられたものではありませんでした。あなたは、私の怒りの引き金を引いただけなのです」

②その怒りを生み出した気持ちを探ってみましょう。

そのためには、次のように自問するのです。「今、私はどんな気持ちだろう?」

例をあげてみましょう。ある女の子が、居間のソファをベッド代わりにして寝ることになっていました。兄が、夜遅くまで、居間のテレビを見ています。この女の子は、そろそろ寝たいのですが、兄が怖くてそれを言うことができません。そこで、自分が感じている怒りを押し殺します。

この子が大人になると、自分が尊重されていないと感じるたびに、怒りが湧いてくるのを感じます。でも、もう、それを押し殺すことはしません。爆発させるのです。そして、怒りを爆発させるたびに、彼女の領域はせばまります。彼女は、いかにして自分を他者に尊重させるか、ということを学ばなければなりません。そうでないと、自分の権利を主張するために、怒ってばかりいなければならないからです。

私たちは、相手を苦しめまい、相手を失望させまいとして、あるいは相手から愛されなくなることを恐れて、どれほど自分をないがしろにしてきたことでしょう。また、生きることに対する罪悪感を持っているがゆえに、相手に何も要求できなかったのです。

たとえば、あなたが毎朝、一緒に車で通勤している人のことを例にあげてみましょう。あなたがその人を家に迎えに行くたびに、その人は、あなたを車の中で何分も待たせます。いつも準備ができていないのです。そのたびに、あなたは怒りを感じますが、それを相手には言わないようにしています。でも、ついに、ある日、最後の一滴が、あなたのため込まれた怒りをあふれださせます。

自分を尊重するというのは、怒りが爆発する前に、きちんと冷静に言いたいことを言うことです。この例の場合だと、その相手に対し、何時何分までに出かける用意ができないなら、別の方法で出勤してほしいと、あらかじめ告げることなのです。

こうして自分を尊重すればするほど、私たちは怒りを経験しなくなります。

③その怒りが、過去にあなたを傷つけた出来事と共鳴していないかどうか確かめましょう。

もし、そうであるなら、その出来事を心の記憶領域から取り除きましょう。

でも、どうやって？　それには、先ほどの、ルイーズとジャンの例が参考になります。ジャンが自分に対して心を閉ざした時、ルイーズはどうやって怒りの爆発から解放されたのでしょうか？　ルイーズは、ジャンが何日も心を閉ざした時、自分がどんなふうに感じているかを自問しました。すると、答えが出ました。「もう自分が存在していないような感じでした。彼にとって、自分が何の価値もないように感じられたのです」

ルイーズは、さらに自問を続けました。「過去に、似たような気持ちになったことがあるだろうか？」

答えはこうです。「確かにある。心配ごとを母に相談した時、母から次のように言われた。『あー、お願いだから、私に構わないでちょうだい。私はいま疲れているし、それに時間がないの』。まだある。

私がダンスの発表会に出たとき、母に見に来てほしかったのだけど、母は、やることがたくさんあるからと言って、見に来てくれなかった」

それから、ルイーズは、母から無視された過去の出来事に戻っていきました。

大人のルイーズは、小さなルイーズに会いに行き、その子の悲しみを感じ取り、その子の怒りを解放してあげました。そして、その子に次のように言ったのです。「あなたは、もう一人きりじゃない。大人の私がそばにいて、あなたを見守り、あなたの言いたいことを聞いてあげる。あなたのことを、とても誇りに思っているわ。もし、話したいことがあるなら、いつでも聞いてあげる。いつも、いつも、あなたのことを思っているからね」

小さなルイーズは、こうして、自分が誰かのために存在しており、自分が愛されていることを実感したのでした。自分の経験、自分の行動を気に留めてくれる人がいることを知ったのです。

それから、大きなルイーズは小さなルイーズをお母さんのところに連れていき、「自分が感じていることをお母さんに言っていいのよ」と言いました。そこで、小さなルイーズは、それまでため込んできた怒りをお母さんに対して表現したのです。

小さなルイーズ：「ママ、どうしてママは私に関心を持ってくれないの？　どうして、私がママと分かち合いたいと思っていることに、そして私がすることに、関心を示してくれないの？　ママは、いつも時間がない、やることがたくさんある、疲れている、って言ってばかり。私がどれほど孤独を感じているか、分かっているの？　私は、本当に孤独なの。私が生きていることを誰も知らないんじゃないかとさえ感じているわ。ママは、物はなんでも与えてくれたけど、大切なものは何も与えてくれなかった。ねえ、ママは知っていたかしら? 私は、時々、消えてしまいたい、死んでしまいたい、もうこんな人生はやめてしまいたい、って思っていたのよ」

母親：「ルイーズ、私のかわいいルイーズ、そうだったの……。知らなかった。本当にごめんなさいね。あなたがそれほど苦しんでいるなんて、思ってもみなかった。お父さんと私は、あなたに欲しいものは何でも与えていたので、あなたが幸せだと思っていたの。私がダンスの発表会に行かなかったことが、あなたにそれほどつらい思いをさせていたなんて、まったく知らなかった。ルイーズは友だちと一緒に楽しんでいるはず、私が行っても行かなくても同じことだわ、そんなふうに思っていたの。もし、それがあなたにとってそれほど大事だと分かっていたら、必ず行ったのに。あなたをもっと理解してあげようとしなかったことを許してね。確かに、仕事や家事が忙しすぎて、まわりの世界が存在していないように感じていたわ。これからは、まわりに対しても、あなたに対しても、もっと注意深くするからね」

小さなルイーズ：「分かった、それなら、ママを許してあげる。ママがそばにいることを、もっと感じていたかった、ママにもっと話を聞いてもらいたかった、ママにもっと愛されたかった、物なんて欲しくなかった、っていうことをママが理解してくれて、とてもうれしいわ」

母親：「愛しているわ。ずっとあなたを愛していたのよ。でも、それがあなたには伝わっていなかったのね。あなたがそうしてほしいと思うやり方では、それを表現していなかったのね」

小さなルイーズ：「その通りよ。でも、これからは変わるのね」

母親は、小さなルイーズをしっかりと抱きしめます。大きなルイーズが、小さなルイーズにこう言います。「もし、これから、誰かがあなたに心を閉ざしても、私がいつもそばにいて、必ずあなたの気持ちを受け止めてあげるからね」

これはあらゆる感情に関して言えることですが、ある状況に対してどのような理解をするか、どのような結論を出すかが、その結果として生じる気持ちを、快適なものにも、不快なものにもするのです。そして、その気持ちが不快なものである場合、ネガティブな感情が生まれて、今度はその感情が私たちの心身に悪影響を及ぼすのです。

怒りの感情は、血圧の上昇を招き、血液の温度を上げ、発熱、焼けるような感じ、炎症、潰瘍、さらには、胃や肝臓のトラブルをもたらすでしょう。

ですから、今後、どこかが焼けるような感じがしたり、あるいは、耳炎、喉頭炎、気管支炎、膣炎といった炎症性の病気にかかったりした場合、自分の中にある怒りを見つけ出し、その怒りから解放されるようにしましょう。

体の象徴言語を読み解くことができるようになれば、病気とその出現箇所の関連性も分かるようになります。たとえば、耳炎、気管支炎、膣炎は、私たちにとって同じ意味を持っていません。なぜなら、それぞれの炎症が出現した器官が、別々の機能を持っているからです。

耳炎は、主として、聞くことによって怒りを感じた場合にかかりますし、気管支炎は、あなたが確保する空間に関わる病気ですし、膣炎は、あなたの性的パートナーに対する怒りが原因で出現します。

批判、失望、欲求不満、また、恨み、憎しみなどから、どのようにして解放されるか？

私たちが批判する他者の欠点は、ほとんどの場合、私たちが受け入れていない自分自身の欠点なのです。

たとえば、私が、ある人たちを不公平であるとして非難するとしましょう。ところが、その私自身は、常に、他の人たちを自分よりも優先させているとします。私は、はたして自分に対して公平でしょうか？

あるいは、私が、他の人たちが嘘をつくといって非難したとします。ところが、その私は、他の人たちが嘘をつかなければ、私の人生においてすべてがうまくいくはずだと思い込んでいます。私は、自分に嘘をついていないでしょうか？

また、私は、他の人たちがしっかり仕事をしないと言って非難します。ところが、私は、自分に助言を求めていない人たちに助言をして、時間をつぶしてばかりいるのです。いったい、どちらが、仕事をしない人なのでしょうか？

私のワークショップに参加したある男性が、私に質問しました。その人は、義弟とうまくいかないというのです。義弟が、不誠実なのでとうてい耐えられない、ということでした。そして、彼は私にこう尋ねたのです。「ということは、私もまた、彼と同様に不誠実だということでしょうか?」

私は、彼にこう答えました。「それは、あなたが本質的に不誠実だということではないでしょう。ただし、自分が誠実に振舞った時、あなたは気分がよく、自分が誠実に振舞えなかった時、あなたは気分が悪いのではありませんか?」

彼は、まったくその通りだと言いました。そこで、私はこう言いました。「あなたが受け入れられない弟さんのある部分は、あなたが受け入れていないあなた自身のある部分なのです」

すると、彼は、私に尋ねました。「どうすれば、義弟のその部分を受け入れて、彼とまた話すことができるようになるでしょうか?」

私は答えました。「弟さんは今、進化の過程にあると考えたらどうかしら? 他人を不誠実に利用することは、けっして自分に有利にならない、ということを、学びつつある途中なのではないかしら?」

すると、「なるほど」と言って、彼は微笑みました。私たちの一人ひとりが、さまざまな経験を通して、愛や幸福、成功へ続く道を模索している、ということを理解したのです。私たちは、しばらくのあいだ、それらから遠ざかる道を進むのですが、やがて、ある時、仏教徒が〈真理の道〉と呼ぶものに気づくのです。

私たちは、時々、自分が嫌だと感じる人のように振舞うまいとして、逆の方向に極端に振れることがあります。

たとえば、私たちは、人を厳しく拒絶する人を見て、自分はそうなりたくないと思い、他の人たちが自分の領域に勝手に踏み込んでくるのを許してしまうことがあります。そうして私たちは自分の怒りを抑圧するのですが、その結果、今度はその怒りを自分に向けることになるのです。

また、整理整頓のできない母親を批判した人が、大きくなってから、時間のほとんどを整理整頓のためだけに費やし、くつろぐ時間をまったく持てなくなる、ということもあるでしょう。

したがって、これから、もし、自分が誰かを批判していることに気づいたら、自分の中の何を批判しているのかを、確認するようにしてください。そして、自分のその部分を受け入れるのです。

他人と違うことを自分に許しましょう。いつもいつも成果をあげ続ける必要はないと、自分に許可を与えましょう。最善を尽くしたのであれば、それでいいのです。

自分に対してもっと寛大になりましょう。そうすれば、その結果として、あなたのまわりにいる人たち、あなたが出会う人たちに対しても、もっと寛大になることできます。

失望、または欲求不満から、どのようにして解放されるか？

私たちは、愛される必要があるため、どうしても他人に依存しがちになります。幸福になるのに必要なことを得るためではなく、自分に対する好意的な意見を得るために、他者に接近するのです。

私たちは、自分自身を尊重していない人たち、自分自身を認めていない人たちから、どれほど尊重されたい、認められたいと願ったことでしょうか。他者の期待に応えようとするあまり、私たちは、自分が本当は何者であるのかを見失ってしまうのです。

また、私たちは、自分より優れていると思われる人たちと自分を比較して、自分の価値を下げます。その結果、自分がやったことに失望し、自分自身に失望するというわけです。完璧であろうとし、他者にも完璧であることを要求します。そして、他者がその要求に応えないと、私たちは失望して、欲求不満になるのです。

失望は、しばしば、これから起こる出来事に対する期待が原因となって起こります。ある人、またはある出来事に対して期待するたびに、私たちは、失望する危険のある領域に身を置くことになるのです。

そうした危険を避けるためには、自分が何を期待しているのかを明確にして、それが実現可能かどうか、検証しなければなりません。期待することが少なくなればなるほど、失望する危険も少なくなるでしょう。

私たちが失望して欲求不満になるのは、ほとんどの場合、自分が幸福になるのに必要なことを自分に与えることができず、それを他人に期待するからなのです。

幸せになるためには、他の人たちが自分のニーズに応えてくれさえすればいいと考えると、自動的に他者に対して期待することになります。

もし、他の人たちがその期待に応えてくれれば、私たちは幸せになるでしょう。もし、期待に応えてくれなければ、私たちは、失望し、欲求不満になり、悲しくなり、怒りに満たされ、場合によっては相手に復讐します。

さらに悪いことに、そうした期待が、相手の自由を制限し、相手を窒息させる、ということに私たちは気づきません。相手は当然、そんな私たちから逃れて、自由を取り戻し、ゆっくり呼吸したいと思うでしょう。

どうすれば、そうした依存状態から脱して、自分を怒りと苦しみの迷路に誘い込む、失望と欲求不満から自由になることができるのでしょうか?

その解決方法を探るために、まず、依存の図式と、次に、そこから解放されて心の平安や調和を手に入れるための図式を、以下に二つ示してみました。

つまり、失望と欲求不満から解放されるには、自分に対する他人の意見に振り回されることをやめ——つまり、自分が他者と違うことを許し——、他者の期待に応えることをやめ、自分の幸福は自分で作り出すようにする、ということなのです。

母親、父親、恋人、配偶者、子どもたちに愛されなければ自分は幸福になれない、と考えるかぎり、私たちは、どれほど努力したとしても、常に失望し、欲求不満になるでしょう。

他者が満たしてくれるのを待つ空《から》の器であることをやめて、自分のニーズは自分で満たして幸福になるならば、私たちは満たされた杯となり、他者に幸福を与えることができるようになるのです。そうすれば、他者は私たちを尊敬し、その幸福を私たちと共に分かち合いたいと願うことでしょう。

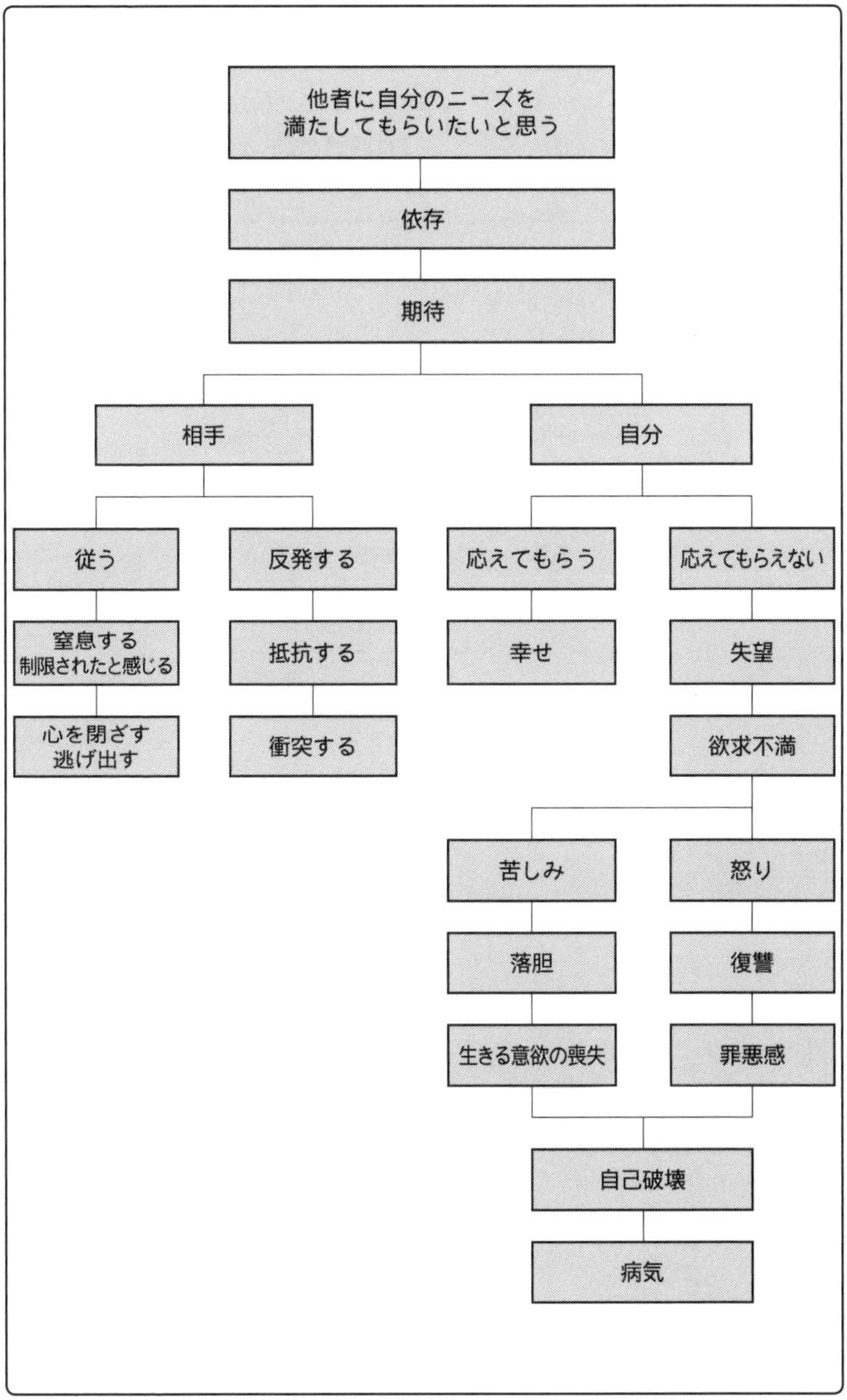
他者に自分のニーズを
満たしてもらいたいと思う
依存
期待
相手
自分
従う
反発する
応えてもらう
応えてもらえない
窒息する
制限されたと感じる
抵抗する
幸せ
失望
心を閉ざす
逃げ出す
衝突する
欲求不満
苦しみ
怒り
落胆
復讐
生きる意欲の喪失
罪悪感
自己破壊
病気

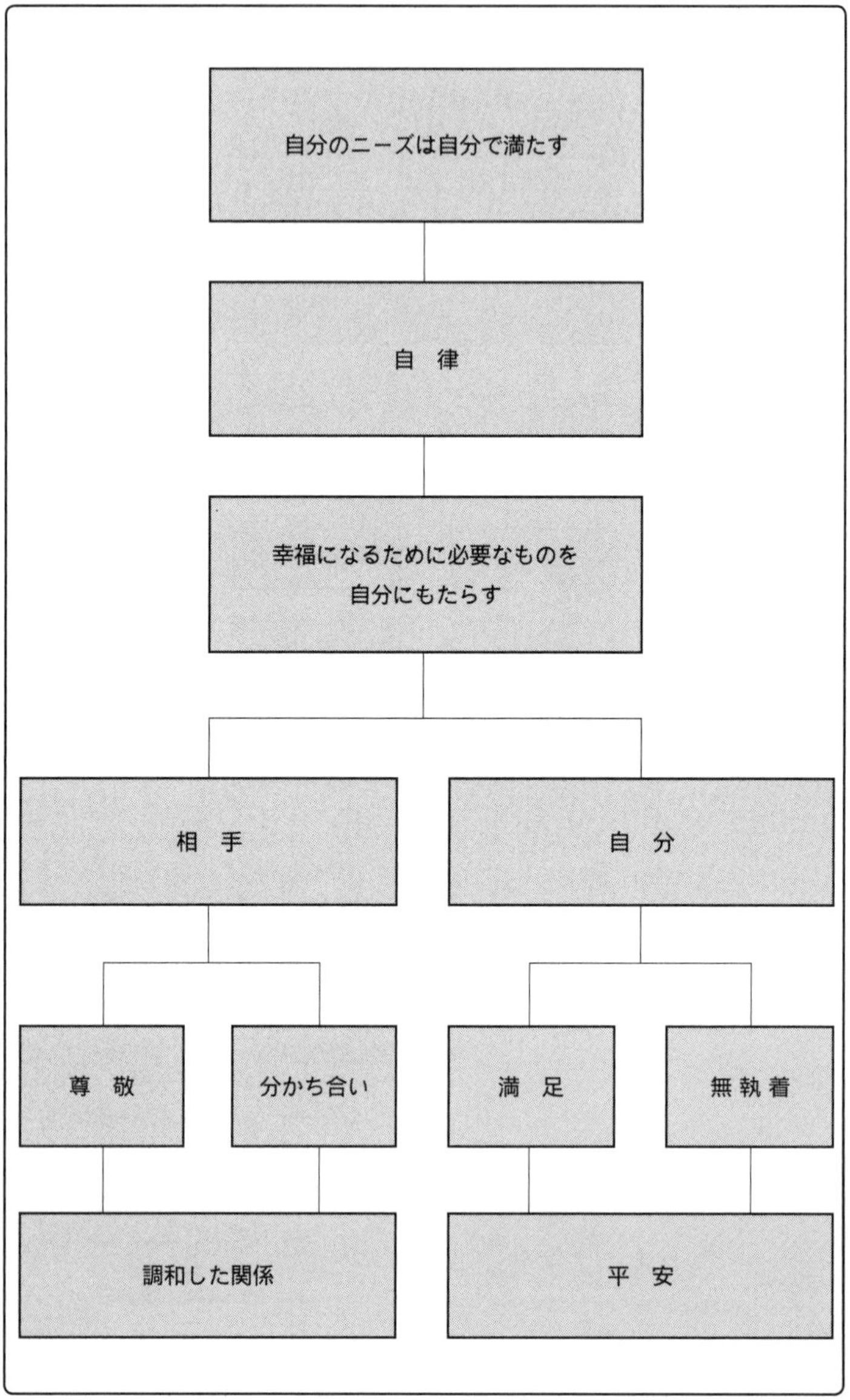
自分のニーズは自分で満たす
自　律
幸福になるために必要なものを
自分にもたらす
相　手
自　分
尊　敬
分かち合い
満　足
無執着
調和した関係
平　安

こうして満たされることにより、私たちは他者が与えてくれるものに執着しなくなって、私たちの人生は本当に満足のいくものとなるのです。その時、大きな平安を心に感じることになるでしょう。

恨みや憎しみから、どのようにして解放されるか？

ここで、あるお話をご紹介しましょう。一人の男性が、地下鉄に乗っていると、背中に強い一撃を感じました。カッとして、うしろを振り向きました。すると、そこに目の見えない人がいたのです。その盲人は、つかまる手すりを探すために、杖を振っていたのです。男性は、すぐに怒りを忘れ、その人に手を差し伸べました。

このように、自分に害をなす人は、実は全員が〝盲目〟なのだ、ということが分かれば、私たちは、怒り、恨み、憎しみから、容易に解放されるでしょう。

私はこれまで、自分にひどい言葉を投げつけた、自分にひどいことをした、といって親を恨んでいる人を、セラピーの場で数えきれないほど見てきました。そうした人たちに対して、これまで、自分の子どもにひどい言葉を投げつけたり、ひどいことをしたりしたことがあるか、と尋ねると、ほとんどの人が「ある」と答えます。そこで、私はさらに次のように尋ねるのです。「あなたがそんなふうに、つい自制心を失って、ひどい言葉を投げつけたり、ひどいことをしたりしたことを、あなたのお子さんが一生のあいだ恨み続けたとしたら、あなたはそれを良しとしますか？」

答えは、もちろん、常に、「ノー」です。そして、彼らは考え込んでしまうのです。世の中に〈意地悪な人〉はいません。ただ、〈苦しむ人〉、〈無知な人〉がいるだけなのです。あなたに悪をなすように思える人は、〈苦しみ〉ゆえに、〈無知〉ゆえに、そうしているだけなのです。キリストは、「父よ、彼らを許したまえ。なぜなら、彼らは、自分が何をしているか知らないからです」と言いました。私たちは、この愛の偉大なメッセージを、きちんと理解しているでしょうか？

私たちに対してやさしくしてくれる人を愛するのは簡単です。私たちのように考え、私たちを喜ばす人を愛することは簡単なのです。

しかし、苦しみゆえに、無知ゆえに、私たちを傷つける人を愛することは簡単ではありません。しかし、そういう人たちを理解し、見返りを求めずに手を差し伸べることが、真に愛するということなのです。

恨みや憎しみという感情は、それが向けられた人以上に、それをいだく人を破壊します。それに対する最もよい薬は、〈許し〉なのです。自分自身と他者を許すことなのです。

承認されないのではないか、愛されないのではないか、
という恐れから、怒りを押し殺すのではなく、
自分のニーズを尊重し、自分の限界を認め、感じていることを
しっかり表現すること、それこそが、怒りに対する最高の薬なのです。

そのためには、他者から幸福をもらおうとするのではなく、自分で自分を愛し、自分で自分に幸福を与えることです。それは、私たちの基本的な責任です。というのも、私たちが、自分で幸福になり、調和した心を持っていれば、私たちはどんな人であれ、ぜったいに傷つけることがないからです。そんな時、私たちは、喜びや愛、理解を発散させるしかないのです。

第一〇章　あなたが隠し続ける恥の感覚

困難にぶつかるごとに、勇気を出して、さらに一歩進みましょう。そして、あらゆることの中に、プラスの面を探すのです。出口がないと思われる、最も過酷な状況の中にも、プラスの面は必ずあるはずですから。

――アンドレ・アルヴェイ

あなたの中に恥の感覚はありますか？　この質問に対して、ほとんどの人は「ノー」と答えたくなります。でも、ちょっと待ってください。木の背後に、森が隠されていませんか？　少し時間をかけて、以下の項目をチェックしてみましょう。

過去に関して

□家が貧乏だった。

□着るものが、きょうだいや他人のお下がりだった。
□慈善団体から食べものをもらったことがある。
□私生児として生まれた。
□親がアルコール依存症だった。
□親が刑務所に入っていた。
□親が精神病だった。
□身体障害者のきょうだいがいた。
□クラスの友だちの前で、先生に批判されたり、叱られたり、笑い者にされたりしたことがある。
□クラスの友だちの前で、おしっこを漏らしたことがある。
□公共の場所で吐いたことがある。
□家族の誰かとセックスしたことがある。
□性的虐待を受けたことがある。
□友だちやきょうだいに悪いことをしたために、自分は意地悪だと感じたことがある。
□ひどく罰せられたために、自分がとても悪いことをしたと思ったことがある。
□背が高すぎる、背が低すぎる、太りすぎている、やせすぎている、ニキビがある、どもる、内気である、などの理由で、からかわれたことがある。
□あなたは女性で、胸が小さいために、あるいは胸が大きいために、からかわれたことがある。

□結婚する前に妊娠して、すごく恥ずかしい思いをしたことがある。
□あなたは男性で、ペニスが小さいために、あるいは大きいために、からかわれたことがある。
□性病にかかったことがある。

現在に関して

□同性愛者である。
□アルコール依存症である。
□肥満症である。
□内気である。
□笑い者にされるのが怖い。
□侮辱されるのが怖い。
□お金が足りなくなるのが怖い。
□裸のところを見られるのが嫌だ。
□完璧主義者である。
□プライドがすごく高い。人から尊敬されていないと感じると、すごく不愉快になる。
□顔にシミやあざがある。

□自分の気持ちを表現しようとすると、顔や首が赤くなる。
□尿失禁がある。
□慢性的な下痢である。
□ヘルペスにかかったことがある。
□白斑がある。
□静脈瘤がある。
□エイズ抗体陽性である、またはエイズにかかっている。

あなたが恥の感覚をいだきうる状況は、これほどたくさんあるのです。チェックの数が多いほど、あなたが恥の感覚を持っている可能性は高いでしょう。

では、私たちは、どのようにして、恥を感じないでいようとするのでしょうか？　そのために、私たちは、次のような数多くの補償の仕組みを使うのです。代表的なものをあげてみましょう。

- 他の人からほどこしをされて恥の感覚を持てば持つほど、私たちは、もっと気前良くなろうとする。
- 服装がみすぼらしかったので恥の感覚を持った場合、私たちは、派手な衣装を着たり、宝石をたくさんつけたりする。
- みすぼらしい家に住んでいて恥の感覚を持った場合、私たちは、豪華な家に住んだり、可能なら家を二軒持ったりする。

- もし、豪華な家を買うことができない場合、今の家をできるだけ飾り立てて豪華に見せようとする。
- 成績が悪くて恥の感覚を持った場合、無理にでも勉強してなんとか良い成績を取ろうとする。
- 権威によってひどい目に遭わされた場合、他の人たちを支配しようとする。
- 侮辱された、笑い者にされた、という思いが強ければ強いほど、他の人たちに対して自分への尊敬を強要する。
- 自分が意地悪だと感じると、他の人たちに対して、あたかも良い人間であるかのように振舞う。
- 自分が劣っていると感じれば感じるほど、目立つことをして多くの人から認められようとする。

以上のほかにも、各人が、それぞれ、独特な補償の仕組みを持っているはずです。こうした補償の仕組みによって、一時的に恥の感覚を忘れることができたとしても、人生は、やがて必ず私たちにそれを思い出させることになります。

それはなぜでしょうか？　単純なことです。私たちは、人生が仕組む経験を通して、自分の恥の感覚にふたたび直面せざるを得なくなっているのです。

たとえば、あらゆる物質的な快適さを得ていた人が、投資に失敗して全財産を失うのを、あなたも見たことがありませんか？

あるいは、激しい怒りに我を忘れてひどい振舞いをしてしまった人が、その後、恥ずかしさのあまり人前に出なくなった、という例をあなたも知っているでしょう。

恥の感覚ゆえに、時として、私たちは自分を破壊することさえあります。

五歳になるレオンは、幼稚園に通っています。ある日、おしっこがしたくなったので、先生にそう言いました。すると、先生は、休み時間まで待つようにと言いました。レオンは我慢できなくなって、漏らしてしまいました。

怒った先生は、他の子どもたちに中庭で遊ぶように命令し、自分はレオンを連れてトイレに行き、おもらしの始末をしました。窓が開いていたので、トイレの中は子どもたちから丸見えでした。先生が怒りながら濡れたところを拭いているのを、子どもたち全員が見ました。レオンはものすごく恥ずかしい思いをしました。

大人になってからレオンは、男性にひかれるようになりました。彼は、自分が同性愛者であることで、ふたたび恥の感覚を持ちました。そして、二三歳になった時、彼はエイズであると診断されたのです。

恥の感覚があると、私たちは秘密を隠し持つようになり、その秘密は何年も私たちにのしかかります。その結果、高血圧になることだってあるでしょう。

エリーズが旅行から帰った時、妊娠していることが両親にばれました。両親は、娘の妊娠が近所に知られないようにしました。しかも、やがて生まれた子どもを、孤児院に預けてしまったのです。

その後エリーズは、その秘密の重みで、とうとう高血圧になってしまいました。でも、私のところでセラピーを受け、秘密の重圧から解放されると、あっというまに高血圧が治ってしまったのです。

恥の感覚から、どのようにして解放されるか?

恥の感覚から自分を解放するための、いくつかの方法を、以下にご紹介しましょう。

①自分に恥の感覚があることを自覚する。

顔のシミ、赤面、高血圧などの症状を通して、あるいは恥を感じまいとする自分の反応を通して、自分が恥の感覚を持っていることを自覚しましょう。

②かつて、事態を深刻にとらえすぎた、ということを意識化して、そのとらわれから自由になる。

たとえば、あなたが八歳の時、あなたは教室で、先生に、トイレに行ってもいいかと聞きました。先生は我慢するように言い、さらに、前に出てきて黒板に答えを書きなさい、と命令しました。あなたは緊張のあまり括約筋がゆるみ、教室の床におしっこを垂れ流してしまいます。先生は、怒りのあまり、あなたをみんなの前で罵倒しました。あなたは強烈な恥の感覚を持ち、消えてしまいたい、死んでしまいたいと思いました。

それでは、目を閉じて、その時のあなたを目の前にありありと思い描いてください。そして、その子に対して、次のように言ってあげるのです。「君と似た状況に置かれたら、どんな子どもだって、そんなふうになった可能性があるんだよ。なぜなら、子どもの括約筋は、大人のそれと違って、きちんと締まらないからね。きっと、先生はそのことを知らなかったんだと思う」

その子が泣いていたら、なぐさめてあげましょう。そして、こう言ってあげてください。「先生は、つい心にもないことを言ってしまったんだよ。なぜなら、君がトイレに行くのを許さなかったことで、実は先生自身が罪悪感を感じていたからなんだ。それで、それをごまかすために、君に対してきついことを言ってしまったんだ」

その子を抱きしめて、それはただの経験に過ぎない、経験の中には何も恥じるべきことなんかない、と言ってあげてください。

③恥の感覚を引き起こしたタブーから自由になる。

以前なら、結婚前に妊娠した女性は、深い恥の感覚にとらわれたものです。しかし、現在では、シングルマザーなど、どこにでもいます。

では、三〇～四〇年前と現在では、どこが違うのでしょうか？　唯一の違いは、タブーにあるのです。タブーがあるからこそ、恥の感覚が引き起こされるわけです。

現在五〇歳になるある女性が、自分が七歳の時に体験したことが原因で、いまだに恥の感覚を持っていると告白してくれました。彼女が七歳の時、隣に住む大人の男性が、口実をもうけて彼女を自分の家に連れ込み、そこで、彼女に自分のペニスを愛撫させて、射精したのです。

彼女は、やがて、その男を許しました。しかし、そんなことをした自分自身は許すことができませんでした。

私は、彼女に尋ねました。「もし、その男性が『背中をかいてほしい』と言ったのだとしたら、あなたはどう感じたかしら？」

彼女は、答えました。「それだったら、もちろん今みたいに、罪悪感も、恥の感覚も持っていなかったでしょう」

つまり、問題は、触ること自体にあるわけではなく、どこに触ることがタブーとされているか、ということにすぎないのです。

④尊厳を取り戻す。

近親姦やレイプなど性的な暴力を受けた多くの人が、自分はその相手によって尊厳を奪われたと感じているものです。しかし、あなたに触れた相手が、あなたの尊厳を奪ったのではありません。むしろ、恥の感覚があなたの心全体を占めたために、あなたが尊厳を感じられなくなっただけなのです。

ですから、恥の感覚を手放して、あなたの尊厳とふたたびつながりましょう。

相手は、自分が何をしているか分かっていなかったのです。あるいは、性的な接触のうちに、自分の求める愛があると誤解していたのです。

近親姦やレイプをおこなう人たちの多くは、幼い頃、母親から愛されていませんでした。彼らが力づくで女性をモノにする時、実は、彼らの中にいる子どもが母親にしがみついているのです。その子は、「ママ、僕を見捨てないで!」と言っているのです。

どれほどつらい経験をしたとしても、その経験には教訓が含まれており、私たちはその教訓を学ぶ必要があるのです。

近親姦や性的な暴力を受けた人は、次のような課題を持っていると言えるでしょう。

- 許すことを学ぶ。
- 自尊心を確立する。
- 愛されなくなるのではないか、という恐れを克服する。

多くの女の子たちは、父親の申し出に逆らえません。もし逆らったら、愛されなくなるか、守ってもらえなくなる、と考えているからです。ここに、近親姦の持つ問題点があります。

⑤他の人があなたに対しておこなっている〈投影〉に気づく。

あなたが小さい時、誰かから、次のように言われて馬鹿にされたことはありませんか？

「デブ！」

「やーい、ブス！」

「この、うすのろ！」

「ほら、ぼんやりするんじゃないよ！」

「すげえニキビだな！」

そして、現在でも、あなたは、また侮辱されるのではないかと不安で、他の人たちと親密な関係を築けていないかもしれません。

しかし、次のことをぜひ知っておいていただきたいのです。すなわち、誰かを批判する人は、批判の対象と似たような要素を持っており、それを拒絶しているだけなのだ、ということです。

たとえば、「最近の若い連中は、暴力的でとても見ていられない」という人は、自分自身の暴力性を拒絶しているのです。この人は、こう言いたいわけです。「あいつらは暴力的だが、自分は暴力的ではない」

あなたが小さかった頃も、事情はまったく同じことです。あなたを馬鹿にしたり、笑い者にしたりした人は、その人自身の恥の感覚をあなたに〈投影〉していただけなのです。そうすることによって、その人は、自分の屈辱感から目をそらせようとしていたのです。

たとえば、やせっぽちの子が、太った子を馬鹿にすることがあります。あるいは、メガネをかけた子が、ニキビのある子を笑い者にします。また、父親にけなされた子は、ある同級生をけなして、自分の屈辱感から逃れようとするのです。

ゆったりとリラックスして、あなたを馬鹿にした人を、心の中にありありと思い描いてください。そして、その人もまた苦しみをかかえ込んでいることを理解して、その人を許してあげましょう。人は、それぞれ異なった存在なのだ、自分もまた他人とは異なった存在なのだ、ということをありのままに認めて受け入れましょう。

どんな人も、長所と同時に短所を持っており、それぞれ異なった存在なのです。あなたの長所を再発見しましょう。また、短所を受け入れましょう。そして、かつてのあなた、現在のあなたに誇りを感じてください。

⑥信頼できる人に、これまで誰にも明かさなかったあなたの秘密を明かす。

あなたの秘密は、あなたが最も恥ずかしいと思っていることである場合が多いものです。勇気を出して、あなたが信頼できると思う人に、その秘密を明かしてみましょう。

⑦ほとんどの場合、恥の感覚には罪悪感がともなっているので、その罪悪感を手放す。

このような場合には、どのようにすればいいのでしょうか？　それには、自分の言動の〈意図〉を調べてみればいいのです。私たちに罪があるのは、誰かを傷つけよう、害しようと〈意図〉した場合だけなのです。そのように〈意図〉しなかった場合、私たちに罪はありませんので、罪悪感を持つ必要はありません。

⑧今でも恥ずかしいと思っている過去の言葉、感情、行動を、自分に対して許し、受け入れる。

そのためには、あなたが経験したことはすべて、あなたが進化の道を歩むために起こったのだ、という事実を受け入れることです。

たとえば、あなたが、配偶者に嘘をついて他の人と付き合い、そのことを恥じているとしたら、それもまた、あなたが愛を探求する過程で出合った一つの経験にほかならないと考えることです。

あなたは、自分がまだ他の異性を引きつけることのできる存在であることを証明したかったのかもしれません。あるいは、あなたは見捨てられ、孤立した経験があり、そのために他の人の慰めを必要としたのかもしれません。

そんなふうに、自分を責めるのをやめて、経験から教訓を引き出し、自分を成長させ、また自分の愛のレベルを上げていきましょう。

経験は、それ自体では、善でも悪でもない。
快適な経験、不快な経験があるだけで、
それらは、人生という名の学校における
私たちの先生にほかならない。

⑨恥ずかしいと感じる状況から逃げるのではなく、その状況に直面する。

たとえば、あなたが隣の家の人とケンカをしたとしましょう。あなたは、怒りにまかせて、思ってもいないことをその人に言ってしまいました。そして、そのことを恥ずかしく思います。これまでだったら、あなたは、そこで、他の町に引っ越すことを考えたはずです。

しかし、今回はその状況に直面しましょう。隣の家の人のところに行き、自分がそのように振舞ってしまったことをあやまり、なおかつ、そのように振舞ってしまった自分を許すのです。

どんな人でも、人生のある時期に、そのようにして怒ってしまったことがあるはずなのです。

⑩以下のことを、自分に対して許す。

- 完全無欠ではないこと
- 常に積極的に行動できるわけではないこと
- 時々は間違うこと
- 自分に不利な選択をすることがあること
- 苦しみを味わうこと

人生のあらゆる状況は、進化のために欠かすことのできない教訓を学ぶためにある、ということを理解してください。

⑪他者は、それぞれ、自分独自の欲求、欠陥、恐怖などに基づいて判断する。したがって、他者の言葉や反応に、いちいちこだわらないようにして、大らかに生きる。

大切なのは、自分の価値を認めて、自分自身と調和すること、自分が伸ばしたいと思っている点をはっきり自覚することです。あなたの超意識の声を聞きましょう。あるいは、確信、平安というサインを通じてコンタクトしてくる、あなたの内なる神の声に耳を傾けましょう。

⑫感情記憶の領域に記録されている感情と共振して起こる、あなたの反応を明確に意識化する。

その感情から自由になり、適切な行動をとるようにしましょう。そうすれば、必ず、健康と幸福を手に入れることができます。

第一一章　過去は書き替えることができる

不調や病気の原因を意識化した時点で
すでに癒しのプロセスは始まっています。
あとは、適切な解決法を見出し、行動してください。
そうすれば、ふたたび調和を取り戻すことができます。

あなたの愛情に関する歴史を再構成するには、それを何かに書くことをお勧めします。書いて具体化すれば、それについて考えることが容易になるでしょう。

ステップ①：病気になった器官あるいは部位は、どんな機能を持っているか？

体のその部分は何の役に立っているのかを自問してみましょう。たとえば、以下のような感じです。

- 目は、私たちに、見ることを可能にする。
- 肩は、荷物を負うのに役立つ。
- 胃は、消化する機能を持っている。
- 脚は、前に進むことを可能にする。

ステップ②：あなたを不快にさせている不調または病気は、どんな感情に関係しているか？

その不調または病気が新しいものであるなら、その症状が現われる二四時間前までさかのぼって考えてみましょう。

そのあいだに、あなたは何か強い感情を経験したのではないですか？

それはどんな感情でしたか？

誰に対してその感情をいだきましたか？

どんな状況で？　その状況で、どんな気持ちを味わいましたか？

拒絶された、見捨てられた、理解されなかった、尊重されなかった、価値をおとしめられた、無力感を感じた、不当だ、安心できない、などのうちのどれですか？

その気持ちは、それまでずっと、あなたの中にありましたか？

はっきりと分からない場合は、巻末にある、〈超医療の鍵〉も参考にしてみてください。

ステップ③：不調または病気の場所を特定する。

その痛みを、どこに感じますか？

- 特定の器官。たとえば、喉、胃、膝など。
- ある組織の中の器官の集まり。たとえば、子宮、卵管、卵巣など。
- 器官の一部。たとえば、手の指、足の指、食道の上部、背中の真ん中など。例として、手が関節炎になった場合を考えてみましょう。この場合も、どこが関節炎になっているかが大事です。もし、中指だとすれば、あなたは、ささいな理由に基づいて、自分の性的な価値をおとしめています。もし、腕だとすれば、あなたは自分がおこなっていることの価値をおとしめています。
- 対になっている器官（たとえば、目、耳、乳房、腕、足、卵巣など）の場合、トラブルを起こしているのは、片方か、それとも両方か？
- 体の右側の器官か、左側の器官か？

体の左側は〈女性性〉、すなわち陰陽の〈陰〉を表わしており、感情的な側面に関わっています。

それに対して、体の右側は〈男性性〉、すなわち〈陽〉を表わしており、論理的、理性的な側面に関わっています。

ただし、その人が、右ききか左ききかによって、目、耳、乳房、手、足などの器官の持つ意味が変わってきます。

たとえば、右ききの人にとって、右手は〈実行〉する手であり、左手はそれを〈支援〉する手です。ところが、左ききの人にとっては、それが逆になるわけです。

ステップ④：最初の症状がいつ現われたかを探る。その際に、前後の状況も考慮に入れる。

不調が現われたのはいつでしたか？　朝、昼、夕方、夜、いずれだったでしょうか？

朝は、私たちの誕生、あるいは、私たちが経験している新たな状況に関わっています。それに対して、夜は、無意識的な事柄に関わっています。たとえば、否定されていたり、抑圧されていたりしたものは、夜のあいだに噴出しやすいと言えるでしょう。

昼のあいだに現われた不調は、現在の環境（家族的、社会的、職業的）において私たちが経験していることに関わっています。

もし症状が夕方に現われたとすれば、それは、昼のあいだに蓄積されたことと関わっているでしょう。あるいは、未来に関して私たちが心配していることと関係しています。

病気に関しては、症状が現れた時から、一カ月ないし三カ月前までさかのぼって考察してください。あなたがどんな状況で苦しんだのかを思い出しましょう。

そして、それを、以下のように書き出してください。

- 親しい人が亡くなった
- 失恋または離婚
- 失業した
- 大きな失望
- 裏切りにあった
- 大金を失った
- 境遇の大きな変化
- 人間関係の深刻なトラブル
- 不当だと思われることを経験した
- 感情的にショックを受けた
- パニックになるような不安を感じた
- 深い罪悪感を感じた

過去に不調や病気を経験しているのなら、当時までさかのぼって状況を思い出し、最初の症状が現れた時の状況がどんなふうであったか、もう一度、詳しくたどってみましょう。

ステップ⑤：過去に起こった似たような状況と共鳴していないか、探ってみる。

その症状は、時間をおいて断続的に出現していませんか？　あるいは、ある特定の状況において出現したり、ある決まった場所で出現したりしていませんか？　特定の状況には、次のようなものがあります。

- ある人が電話をしてくるたびに
- 母親があなたのところに来るたびに
- 自分が避けたい話題に誰かが触れるたびに

決まった場所には、次のようなものがあるでしょう。

- 自宅や職場で
- 車、飛行機、船などに乗っている時

・特定の場所、または特定の町

その不調または病気は、過去にも現われたことがありますか？　もし「イエス」だとしたら、最初に現われたのはいつでしたか？　また、どのような状況で現われましたか？　当時の状況と現在の状況には、何か似たところがありますか？

それでは、例をあげてみましょう。かつてインドを旅行していた時、私はアメーバ症にかかり、その結果、ひどい下痢になりました。薬を飲むと症状はなくなりました。

数週間後に、私は、もっと強烈なアメーバ症にふたたびかかりました。その時、私は、この病気に感染した際に私が感じていた気持ちや感情を探ってみました。

すると、二回とも、私は、その場所に閉じ込められているように感じていたことが判明したのです。一回目は、航空券が発行されるのを待っていました。二回目は、航空券を買うためのお金が届くのを待っていたのです。

そこで、私は、さらに時間をさかのぼって記憶を探ってみました。自分がある場所に閉じ込められたように感じ、しかもその状況に対して下痢で反応したことがなかったかを探ってみたのです。

すると、確かにそういうことがあったのを思い出しました。九歳の時のことでした。母が、私のために、夏の林間学校に申し込んだのです。その場所が家からとても遠かったので、私はそこに閉じ込められたように感じ、そして下痢になったのです。

そのように、私がある場所に閉じ込められたと感じると、私の体はある波動を発し始め、その結果として、ある特定の微生物や細菌を引き寄せるのです。

その症状が消えていた時期はありますか？

症状が出ていた時期と、症状が消えていた時期には、どのような違いがあるでしょうか？　例をあげてみましょう。

足と手に疥癬《かいせん》ができて苦しんでいる女性がいました。でも、その疥癬は、バカンスに行っている時と妊娠している時には消えるのです。

その女性は、バカンスの時と妊娠中は、普段よりもゆったりと過ごせるからだろう、と考えていました。

そこで、彼女は、仕事の量を減らし、休める時間を増やしてみました。しかし、それでも疥癬は消えなかったので、彼女は私のセラピーを受けることにしたのです。

セラピーを通して彼女は、職場において、自分がすべてのクライアントの期待に応えようとしていたことに気づきました。

そして、そうした期待に応えようとする気持ちの陰に、自分は充分な能力を持っていないのではないか、という不安が隠れていることを発見したのです。バカンスのあいだと妊娠期間中は、その不安を持つことがなかったのです。

原因を突き止めた彼女は、さっそく態度を変えました。自分に多くを要求するのをやめたのです。

すると、しばらくして疥癬は消えました。

ステップ⑥：病気になることによって自分はどんな利益を得たかを考えてみる。

- 必要としていた休息を取ることができた。
- 家族と一緒に家で過ごすことができた。
- 好きではなかった仕事を辞めることができた。
- 有給休暇が取れたので、好きでない仕事をせずに、なおかつ給与も得ることができた。
- 追い詰められたように感じていた状況から逃れることができた。
- もう興味をいだいていない仕事、またはどうすれば解決できるか分からなかった仕事を、とりあえず先延ばしにすることができた。
- 自分では引き受けられないと感じていた責任、または重荷だった責任を、他の人に転嫁できた。
- 他の人たちが自分のことをどう思っていたかが確認できた。
- 他者の配慮や関心を得ることができた。
- 断ると立場が悪くなると思って断れなかったことを、うまく断る口実ができた。
- 配偶者や子どもたちと和解することができた。
- 願っていた許しが得られた。

不調または病気から得られる利益が自覚できたら、あなたがその利益のために支払うことになった代償をしっかり認識しましょう。

そして、健康を害してまで代償を支払うのではなく、望む結果を得る方法がほかにないかどうかを探ってください。

ステップ⑦：その病気によって、あなたは何をすることができなくなっているかを考える。

- 計画を実行することができなくなっている。あるいは、自分の好きなこと、自分を幸福にしてくれることを実行できなくなっている。その場合には、自分の中に、喜びに対する罪悪感、成功することに対する罪悪感、生きることに対する罪悪感などがないかどうか、探ってみる必要がある。
- 自律的であることができなくなっている、つまり、誰かに頼らざるを得なくなっている。その場合には、自分が愛情面で依存していること、または何かを受け取ることに困難を感じていることを自覚する必要がある。愛する人のことばかり気にせずに、自分を愛すること、自分のニーズを満たして幸せになることを考える。もし、あなたが、誰かに助けを求めることを恐れているのなら、あるいは、誰かに対して借りを作ることを恐れているのなら、あなたはもっと素直になって、自分が助けを必要としていることを相手に告げ、相手が提供してくれるものを受け取る必要がある。

・しゃべることができなくなっている。あなたは、たぶん、自分がしゃべりすぎることに対して罪悪感を持っている。あるいは、もっと他人の言うことを聞く必要があるのかもしれない。
・聞くことができなくなっている。あなたはもっと心を開いて、他人の言うことに注意深くならなければいけないのに、心を閉ざしてしまっている可能性がある。
・動くことができなくなっている、仕事ができなくなっている、あるいは、ある状況に直面することができなくなっている。状況をあらゆる角度から検討して、適切な解決策を見出す必要があるのに、あなたはそこから逃れようとしている可能性がある。

ステップ⑧：不調または病気が何に由来しているかを考える。

・相手の関心を引きたいという思い
・相手からの影響
・心の悪しきプログラミング
・現実から逃げたいという思い
・助けてもらいたいという思い（しかも、自分からは口に出せない）
・自己破壊の衝動
・相手に支配されているという思い

- 不当であるという思い
- 恥の感覚

ステップ⑨：この不調または病気は、あなたに何を理解させようとしているのかを考える。

- あなたは、自分を表現することに対する恐れを乗り越えなければならない
- あなたは前に進まなければならない
- あなたはもっと柔軟になる必要がある
- あなたは状況にうまく適応しなければならない
- あなたは執着を手放す必要がある
- あなたは自分にプレッシャーをかけるのをやめる必要がある
- あなたは自分をもっと信頼し、そして、人生をもっと信頼する必要がある

もし、ここまでのステップをすべて実践しても、あなたの病気の理由や、あなたが学ばなければならない教訓が分からない場合は、どうかあなたの超意識に導きをお願いしてみてください。

いったん導きをお願いしたら、あとは、書物、夢、友人の言葉などを通して答えがやってくるのを注意深く待ちましょう。

ステップ⑩：その原因に対して、どんな解決策を講じ、どんな行動を取るべきかを考える。

癒しへの道を、仏教では次のように教えています。

①どこが病気なのかを、はっきりさせる
②治ろうと決意する
③行動する
④治ることだけを考えて、積極的なこと、ポジティブなことを話す
⑤治療の方法と自分の生き方を調和させる
⑥治療は症状を抑えるものではなく、病気の原因を取り除くものでなければならない
⑦深い瞑想ができるように訓練する

ステップ⑪：解決策、または行動を実行した結果、どのような改善が生じたかを確認する。

病状が改善しなかったり、治らなかったりした場合、それは、あなたが病気の本当の原因を発見していないこと、あるいは、あなたが学ぶべき教訓がまだ残っていることを意味します。あなたの超意

識に導きを求めながら、さらに探求していきましょう。

ステップ⑫：教訓を学ぶことができたら、その不調または病気が、あなたの進化のために教訓を与えてくれたことに感謝して、その原因が、二度とあなたの健康に害を及ぼさないようにする。

◆自己分析シート◆

1. 病気になった箇所：＿＿＿＿＿＿＿＿＿＿＿＿＿＿＿＿＿＿＿＿

2. 体の右側か左側か：＿＿＿＿＿＿＿＿＿＿＿＿＿＿＿＿＿＿＿＿

3. 病気の象徴的な意味：＿＿＿＿＿＿＿＿＿＿＿＿＿＿＿＿＿＿＿

4. 病気の現われ方（出血、痛み、不調など）：＿＿＿＿＿＿＿＿＿＿＿＿

5. 症状が最初に現われた時（年齢、場所、月、年）：＿＿＿＿＿＿＿＿＿＿

6. どれくらい続いているか（期間）：＿＿＿＿＿＿＿＿＿＿＿＿＿＿＿

7. どんな状況または出来事と関係しているか：＿＿＿＿＿＿＿＿＿＿＿

＿＿＿＿＿＿＿＿＿＿＿＿＿＿＿＿＿＿＿＿＿＿＿＿＿＿＿＿＿

8. 病気の原因：＿＿＿＿＿＿＿＿＿＿＿＿＿＿＿＿＿＿＿＿＿＿

＿＿＿＿＿＿＿＿＿＿＿＿＿＿＿＿＿＿＿＿＿＿＿＿＿＿＿＿＿

9. 解決策、または取るべき行動：＿＿＿＿＿＿＿＿＿＿＿＿＿＿＿＿

＿＿＿＿＿＿＿＿＿＿＿＿＿＿＿＿＿＿＿＿＿＿＿＿＿＿＿＿＿

10. 病気から得た教訓：＿＿＿＿＿＿＿＿＿＿＿＿＿＿＿＿＿＿＿＿

＿＿＿＿＿＿＿＿＿＿＿＿＿＿＿＿＿＿＿＿＿＿＿＿＿＿＿＿＿

11. 解決策、または行動の実行後の結果：＿＿＿＿＿＿＿＿＿＿＿＿＿

＿＿＿＿＿＿＿＿＿＿＿＿＿＿＿＿＿＿＿＿＿＿＿＿＿＿＿＿＿

◆自己分析シート◆ 症例A

1. 病気になった箇所：脚

2. 体の右側か左側か：左（感情に関わる）

3. 病気の象徴的な意味：前進する能力

4. 病気の現われ方（出血、痛み、不調など）：坐骨神経の痛み

5. 症状が最初に現われた時（年齢、場所、月、年）：27歳の時

6. どれくらい続いているか（期間）：3年

7. どんな状況または出来事と関係しているか：
車の購入（5年ローン）

8. 病気の原因：お金が足りなくなることへの不安、経済的に
不安定になることへの恐れ。

9. 解決策、または取るべき行動：自分を信頼する。あらゆる不安を神聖なエネルギーに
ゆだねる。そして、必要な時には力を下さいとお願いする。あれこれと思いわずらうことをやめる。

10. 病気から得た教訓：不安はエネルギーの流れを阻害する。それ
に対して、自己信頼はエネルギーを自由に流れさせる。

11. 解決策、または行動の実行後の結果：
解決策を実行したら、数日のうちに痛みがなくなった。

◆自己分析シート◆　症例B

1. 病気になった箇所：喉

2. 体の右側か左側か：

3. 病気の象徴的な意味：コミュニケーションに関わる

4. 病気の現われ方（出血、痛み、不調など）：咽頭炎

5. 症状が最初に現われた時（年齢、場所、月、年）：

6. どれくらい続いているか（期間）：3日前から

7. どんな状況または出来事と関係しているか：
職場の上司との葛藤

8. 病気の原因：怒りを抑えて飲み込んだこと

9. 解決策、または取るべき行動：上司の言葉を解釈し直す。上司の反応を恐れずに、また、職を失うことを恐れずに、上司とは異なる自分の考えを、はっきりと述べる。

10. 病気から得た教訓：自分の考えは、はっきりと述べる必要がある。そして、たとえ批判されても、そのことによって自分の価値が下がったと思わないこと。

11. 解決策、または行動の実行後の結果：
心が穏やかになり、症状も消えた。

第一二章　健康と調和への〈鍵〉

健康になるための鍵は、医学の領域以外のところにあります。健康になるには、《不変の法則》を順守する必要があるのです。病気とは、この《不変の法則》への違反の結果にほかなりません。

——E・G・ホワイト

この最後の章において私は、読者のみなさんに、平安を得るための、シンプルで、しかも効果的な〈方法〉を提供しようと思います。もっとも、これらの方法が完全なものであるとは考えていません。というのも、扱う領域が非常に広大だからです。私はここで、それらの方法を、簡単な《法則》として、日常生活に応用できる形にまとめてみたいと思います。

良い呼吸をする

残念なことに、ほとんどの人が、呼吸の重要さを知らずに、表面的かつ自動的なやり方で呼吸をしています。

現代人は屋内で過ごすことが多くなってきていますので、私たちの呼吸の機能はどんどん衰えてきています。その結果として、私たちは、疲労、集中力や記憶力の低下、ストレス、神経過敏、そして時には、うつや不安神経症などに見舞われるのです。というのも、脳への血液の供給が少なくなり、しかもその血液自体が充分に酸素を含んでいないため、脳の活動によって生成される毒素を充分に排除することができないからです。

それはちょうど、暖房の効きすぎた教室のようなものです。むんむんする教室の中で、生徒たちはやがて居眠りを始めるでしょう。その時に、窓を開ければ、彼らはふたたび元気を取り戻すはずです。また、それは、公害のために人々が充分に呼吸できない大都市のようなものでしょう。そうした大都市では、田舎や山間部にくらべて、ストレス、神経過敏、うつなどにさらされる人が増加するはずです。

空気には酸素だけが含まれるわけではありません。生命力、気、プラナなどと呼ばれる生命エネルギーが含まれており、私たちの健康、幸福、抵抗力は、その生命エネルギーに依存しているのです。

ここで、良い呼吸の利点をあげておきましょう。

• 私たちの神経系を鎮静します。というのも、プラナが、感情と欲望のセンターである太陽神経叢に直接働きかけるからです。その結果、私たちは、恐れ、怒り、内気、気おくれといった感情を統御することができるようになります。

- 私たちが、自分に確かな感じをいだくことを可能にします。その結果、私たちの自己信頼が高まるのです。
- 病気に対する抵抗力を高めます。
- 活力と若々しさを維持します。その結果、肌や組織がなかなか衰えないのです。
- 私たちの内面に平安を与えます。その結果、私たちは、〈意識化〉への道を歩むことが可能となるのです。

つまり、自分を統御したいと思う人は、良い呼吸ができるように訓練する必要があります。

では、どうすれば、良い呼吸ができるようになるのでしょうか？　良い呼吸は、いつでもできます。立っていても、座っていても、寝ていても可能なのです。

- まず、鼻から息を吸い、横隔膜を広げながら肺の下の部分に空気を入れます。それから、肩を少し上げながら、肺の上部を空気で満たしていきます。それから、数秒間、息を止めましょう。
- それから、ゆっくりと、吸った時よりも時間をかけて、息を吐いていきます。その際に、下腹部がへこむのを感じながら吐いてください。
- 息を吐き切ったら、また数秒間、息を止めます。そして、ふたたび息を吸い始めてください。

・活力、歓び、調和が自分の中に流れ入って、一つひとつの細胞を活性化するのを想像しながら、ゆっくりと息を吸います（私が好きなのは、朝早く屋外に出て太陽に向かい、ポジティブな想像をしながら呼吸をする方法です）。
・息を吸い終わったら、数秒間、息を止めます。そして、ネガティブな考えがすべて体から出ていくのを想像しながら、吸った時よりもさらに時間をかけてゆったりと息を吐きます。
・この呼吸を三回したら、感謝をして、足の先から頭まで、白い光のドームで包み込むイメージを作ります。そして、このドームには愛と平安だけが入り、そこから愛と平安だけが出ていく、と考えるのです。そして、それを必要としている人たちに、調和の思いを送ります。

この呼吸法は、一日のうち、いつでも実践することができます。大切なのは、いつでも良い呼吸ができるように訓練することです。そうすれば、やがて、意識しなくても良い呼吸ができるようになるでしょう。

階段を登る、重いものを運ぶ、寒いところを歩く、といった肉体的な仕事の前や、文書を書く、企画を立てる、といった知的な仕事の前、または、ストレスや不安を感じるあらゆる状況において、この呼吸法をおこなうようにするとよいでしょう。

深い呼吸をすることによって、私たちは、平安、エネルギー、力、確信、幸福などを得ることができます。

良い食事をする

私たちの体は、非常に複雑な構造と機能を持っていますが、それらはすべて、食物がもたらす化学成分のおかげで形づくられ、そして維持されています。毎日、無数の細胞が死に、そして新しく作られています。私たちの代謝と生命の維持は、食物のおかげで可能となっているのです。

ですから、私たちの体が必要としているあらゆる種類の物質を摂取できるように、食べものを選択すべきなのです。

豊富さと速度が支配する先進国に生きている人たちは、食物を選択する際に働くはずの原始的な本能を失っています。そういう人たちは、時間が不足しており、しかも、倦怠、愛情不足、不満足、欲求不満などによって内面が空虚なので、それを手っ取り早く満たそうとして、ものすごい速さで食事をとります。

ゆえに、〈ファスト・フード〉と呼ばれる食べもの——それらには栄養がありません——が大流行なのです。冷凍食品を解凍するにも、普通の調理をするにも、私たちは電子レンジを使います。また、食用の鶏は、キノコなみのスピードで〈成長〉します。

そんなわけで、私たちは、母なる大地からますます離れ、私たちの体をますます貧しいものにしているのです。

したがって、私たちは、失ってしまった食本能と、私たちの体が必要としている質の高い食べものを、取り戻さなければなりません。それは、人によって、日によって、それぞれ違うでしょう。たとえば、肉体労働をしている人たちは、量の多い食事を必要とするでしょうし、事務仕事をしている人たちは、少なめの食事で充分でしょう。

大切なのは、一人ひとりが、自分の食事の質と量に意識的になり、自分にとって最適の食物を摂取することなのです。過剰と不足のいずれもが、生体の不安定を作りだすからです。ですから、食べすぎにも、厳しいダイエットにも、充分に気をつけましょう。

しかし、良い食事をしたからといって、必要な栄養素が摂取されるとは限りません。消化し、吸収する機能は、食物それ自体と同じくらい大切なのです。食事をする時の雰囲気も、消化吸収機能に影響を与えるでしょう。雰囲気が楽しくて、くつろいでいれば、消化も吸収も良好におこなわれます。逆に、緊張した雰囲気であれば、消化器官も同様に緊張し、消化がうまくおこなわれないでしょう。

食べものを、充分に噛むことも大事です。そうすれば、食べものが細かくなって、唾液が充分に混入しますので、消化がとても楽になります。食べものをよく味わうことも非常に大事です。というのも、味覚の器官である舌は、生化学エネルギーを検出するために特化した、神経系の受容体を備えているからです。四種類の基本的な味を感じる領域は、舌の上のそれぞれ異なったところにあります。

その配置図に従うと、もし食べものをよく噛まずに飲み込んだとしたら、私たちは、苦《にが》みを感じる舌のうしろの方でしか味を感じません。私たちの味蕾《みらい》は味を感じる受容体を備えており、その受容体は、食べた食物に関する情報を神経系に送ります。情報を受け取った神経系は、不足している味に関わる欲求を活発化します。ですから、甘いものに対する欲求を減らすためには、甘みを感じやすい舌の先端で食べものを味わえばいい、ということになるでしょう。

ところで、うつ状態の人たちは、食べものを噛まずに早く飲み込む傾向があります。その場合、神経系は〈苦《にが》み〉に関する情報しか受け取りません。こう考えれば、うつ状態の人たちが、人生の〈苦《くる》しみ〉ばかり感じるのも、あながち不思議ではないのかもしれません。

そうした人たちは、食べものをもっとよく噛んで、もっと全体的に味わうといいでしょう。そうすれば、人生全体をもっとよく味わうことができるようになるはずです。

より良い食事ができるようになるためのアドバイス

①自然で、新鮮で、できるだけ化学的合成物を含まない食材を選ぶようにしましょう。穀物はなるべく全粒のものを選ぶようにします。その方が、生命力やエネルギーをより多く摂取できるからです。加熱しすぎずに、あるいは、生の状態で食べるようにしましょう。

②自分のニーズに合った食べ方をしてください。おなかがすいた時に、体が求める味つけで、必要な量だけ食べるようにします。そうすれば、自分の代謝に合った食事ができるでしょう。各人の個性が違うように、必要とする食べものも違うのです。以上のことをしっかり守れば、あなたの代謝は

バランスを保ち、適正な健康が得られるでしょう。
③落ち着いて、歓びに満ちた食卓にしましょう。食事のあいだは、感情的になるような議論は避けてください。特に夕食は、くつろぎの時間にしたいものです。ビジネスがらみの食事は、なるべく避けるようにしましょう。
④食べものはよく噛んで、よく味わってください。特に、舌の先端で食べものを味わい、神経系にその情報を送りましょう。

食事に関しては、**味覚**がとても大事だということをお話ししました。神経系に与える影響が大きいからです。そして、この神経系は、〈感情体〉、〈精神体〉などのエネルギー体と深く関わっています。とはいえ、他の感覚も同じく大切に扱わなければなりません。そうしないと精神的なバランスが崩れてしまうからです。使わない感覚器官は徐々に機能を失うということを覚えておいてください。

目は、美しいものを見る必要があります。美は、私たちの魂に関わっています。自分の魂の美しさを感じれば感じるほど、私たちは、外の世界にも美しいものを見るようになるでしょう。

私たちが着る洋服、私たちが住む場所、そうした環境は、私たちの幸福にかなり大きな影響を与えます。清潔な、整理の行き届いた場所では、楽に呼吸することができるでしょう。無秩序、不潔さ、醜さは、調和とは反対の要素であって、私たちを意気消沈させます。ですから、意気消沈しやすい人は、秩序、清潔さ、美に満ちた環境を作り出すようにするといいでしょう。外側の世界は内側の世界の反映ですが、一方で、外側の世界が内側の世界に影響を与えることもまた事実なのです。

耳は、美しい旋律を聞く必要があります。自然は、鳥の歌、波の音、小川のせせらぎ、といった美しい旋律に満ちています。自然の中に出かけて行って、そうした美しい旋律に耳を澄ませましょう。そうすれば、聞く機能も活発になるとともに、内なる静寂も深まります。

音楽や歌は、私たちの振舞いに影響を与えます。悲しい歌を聞けば悲しくなりますし、騒々しい音楽は私たちを不安にしたり、攻撃的にしたりするでしょう。不安な人、緊張している人は、リラックスできる音楽を聞くといいでしょう。

鼻は、良いにおいをかぐ必要があります。この点に関しても、自然は、花、果物、野菜、野原、森などから、さまざまな良い香りを発して、私たちのニーズに応えてくれます。時々立ち止まって、そうしたやさしい香りをかげば、嗅覚の機能を高めることになりますし、人生を楽しむことにもなるでしょう。

しかし、ある種のガスのように、私たちにとって、攻撃的で害のあるにおいもあります。そうしたにおいはなるべく避けるようにしましょう。

肌は、愛撫を受ける必要があります。私たちの肌は、やさしく、繊細に触れられる必要があるのです。というのも、肌の大部分が、触覚受容体で覆われているからです。触れる感覚はとても大事なのです。

充分な愛撫を受けない子どもは、しばしば、毛布やぬいぐるみに愛着を覚えるものです。大人になると、犬や猫などの愛玩動物を対象として選びます。それらの動物が、彼らの接触への欲求を満たしてくれるからです。

やさしい接触は、体をリラックスさせてくれます。ですから、やさしいマッサージは、私たちの体を完全にリラックスさせてくれるでしょう。マッサージは、愛情に対するニーズを満たし、生体エネルギーを刺激して、状況をよりよく見られるようにしてくれます。

ところで、私たちは、自分自身をマッサージすることもできる、ということを忘れないでください。つまり、自分で自分に幸福をもたらすことができるのです。

ワークショップの際、私は、よく自分自身に対するマッサージをおこなってもらいます。自分の体を、愛情をこめてマッサージするのです。

二週間のあいだ、自分の顔を、愛情をこめてマッサージしてみてください。そして、肌の張りの変化を観察するのです。より柔らかくなって、より輝かしくなることを保証しましょう。

運動をし、また、適切な休息をとる

「動かなければ錆《さ》びる」、このことわざは、動くことの大切さを思い出させてくれます。

生きているものは動きます。動かないと、老衰が早まるのです。私たちの肉体は運動や鍛錬を必要としています。そうすることによって、筋力が強まり、抵抗力が付き、余分なカロリーが消費され、血液やリンパ液の循環がうながされるのです。

文明の進歩は、私たちの人生を便利にし、快適にします。しかし、一方で、それは私たちを無精《ぶしょう》にもするのです。ボタン一つ押せば、私たちは階段を登らないで高いところに行けます。ボタン一つ押せば、私たちは山のような洗濯を楽々と済ませることができます。ボタン一つ押せば、私たちはテレビのチャンネルを変えることができます。

その結果、筋力は弱まり、血管にはコレステロールがたまり、血流が悪くなるでしょう。毛細血管が萎縮して、筋肉は血液を（つまり、酸素を）受け取りにくくなります。老廃物の排出ができにくくなり、皮膚炎、疲労、体重増加が起こり、体の動きがだんだん鈍くなっていきます。

それに対して、意識的に運動することで、筋肉が活発に動き、心はリラックスします。散歩、水泳、サイクリング、スキー、スケートなどは、神経系、循環系、消化系、分泌系などを刺激して、私たちを元気にしてくれるでしょう。

ただし、急にやりすぎないようにしてください。一つ手前の駅で降りて歩く、エレベータに乗る代わりに階段を使う、子どもと楽しくボール遊びをする、というようなことから始めるといいでしょう。そして、日常生活の中で、体を動かす機会をなるべくたくさん見つけ出して実行してください。

体調がいいと、思考も明晰になり、生きる意欲も湧き、機嫌も良くなり、人生がより楽しくなるでしょう。

リラックスも必要

腕時計を常にしているような現代社会では、一秒一秒が計られており、休むことは時間の無駄、さらには、なまけ者の証拠と見なされる可能性さえあります。リラックスしていいのはバカンスのあいだだけ、というわけです。私たちの時間は仕事で埋め尽くされており、唯一休めるのは、睡眠時間のあいだだけ、というていたらくです。

しかし、疲労困憊《こんぱい》して寝た場合、それほど回復はしません。だから、朝起きても、体が重いのです。そんなことを続ければ、やがて消耗しきって、燃え尽き症候群になるのが関の山でしょう。

休息してリラックスすることは、私たちの体にとって不可欠なのです。そのおかげで、体にエネルギーをふたたび満たすことができます。リラックスする時間と方法を、あらかじめ決めておくとよいでしょう。

人生をあまりにも深刻に考えて充分に休息の時間を取らない人は、胃潰瘍や心臓発作にかかりやすいのです。ほとんどのビジネスマンが、こうした病気の予備軍でしょう。

深い呼吸、リラックス、瞑想、マッサージ、やさしい音楽、入浴、などをうまく使って、心身を穏やかにしましょう。体を温めると、筋肉がゆるみます。

心身が緊張していて眠れない時は、キャンドルを灯して、やさしい音楽を聞きながら、お風呂に入るといいでしょう。あるいは、誘導瞑想つきのヒーリング・ミュージックを聞くのも有効です。

休息と睡眠は、それぞれ違ったニーズを満たします。疲労は、動機の欠如、または肉体的な活動のしすぎによって生じますが、その場合には、精神的、肉体的な休息を必要とするでしょう。睡眠中は、魂がエーテル体となって乗りものである肉体から離れ、宇宙のエネルギーの流れにひたります。そのあいだ、脳は、感覚器官の活動から解放されて、くつろぎ、再生されます。真夜中に電話が鳴ったりすると、しばしば体が痙攣しますが、それは、エーテル体が素早く肉体に戻ることを余儀なくされるからなのです。

夜は、また、努力なしに学ぶことのできる、理想的な時間帯です。というのも、睡眠中は、時間と空間の影響から解放されるからです。夢は、私たちに、さまざまな疑問に対する回答や、知りたかったことへの解説を与えてくれます。そして何よりも、私たちを過剰な感情から解放してくれるのです。

食事の場合と同じように、睡眠に関するニーズもまた、一人ひとり違っています。大切なのは、自分自身のニーズを知り、それを尊重することです。

まわりの人たちと自分を比較して、あれこれ考える必要はありません。

健康になり、より快適に生きるためには

ここで、私からみなさんへ、クリスチアン・タル・シャラー博士という、過去世療法およびホリスティック医療の権威からのメッセージを贈ります。

自分に歓びをもたらしてくれる活動をしましょう。
そして、自分の人生を充分に生き切っているという感覚を養うのです。
自分自身に関心をもち、自分自身のニーズを大切にしましょう。
自分の中にあるネガティブな感情を、すべて手放しましょう。
そして、ポジティブなイメージをたくさん創るのです。
情熱の持てる目標を設定しましょう。
自分が本当にやりたいことをはっきりさせましょう。
あなたの愛を表現する方法を見つけましょう。
自分自身を愛し、他の人たちを愛するのです。
過去の、つらい人間関係を、すべて癒しましょう。
特に、両親との、親しい人たちとの関係を癒すのです。
そして、遊び、楽しみ、愛にあふれた人間関係を創造しましょう。
快適に、幸福に生きる決心をしてください。
自分自身をありのままに受け入れ、
人生で起こることをすべて、そのまま受け入れましょう。
あなたの人生で起こることは、すべて、

あなたを成長させ、進化させせるための材料に、ほかならないからです。
すべての経験から、教訓を学んでください。
さあ、ユーモアの感覚を持って、楽しく人生にチャレンジしましょう！
――クリスチアン・タル・シャラー

おわりに

良い指導者は、弟子たちを、自分自身が行けたところよりも、もっと遠くまで連れて行かなければならない。
——和尚ラジニーシ

私は、この本を、シンプルな言葉と、明確なイメージと、分かりやすい例と、実際の体験を使って書きました。それは、私自身が行ったところよりも、もっと遠くまであなたに行っていただきたいからです。どうか、私が今日《こんにち》体験している幸せと平安を、あなたもまた味わってください。

もちろん、この〈超医療〉が唯一の価値ある手法であると主張するつもりはありません。しかし、〈超医療〉は、健康に関わるあらゆる方法論——たとえば、現代西洋医学、ホリスティック医療、代替医療など——に対しても、必ず大きな貢献ができると考えています。

医師、精神科医、心理学者、鍼灸師、反射療法家などが、互いに尊重し合い、助け合って、個人の幸福と地球の幸福に貢献できますように。そして、地球全体が一つになりますように。

そのためには、まず、みんなが、一人ひとりの違いを認め、それを受け入れることが大切です。

そして、パワーへの愛を手放し、愛のパワーを手に入れることが大切なのです。

超医療の鍵

以下の〈鍵〉は、ある病気の背後にひそんでいる原因を探るためのヒントです。Aという病気に、a／b／cという原因があげられている場合、Aという病気にかっている自分、または当事者に、「この病気の原因として、aは考えられるだろうか？」、「この病気の原因として、bは考えられるだろうか？」、「この病気の原因として、cは考えられるだろうか？」というふうに質問して、原因を特定していってください。ただし、aという原因があれば、必ずAという病気になるわけではない、ということは知っておいてください。

◆　◆　◆

●あ

あごの痛み：激怒した／怒りのあまり歯をくいしばった

足が重い：状況につぶされそうになっている

足の痛み：前に進むことへの恐れ

アレルギー：受け入れられないものがある／思い出したくない不快な思い出がある

●い

胃炎：尊重されていると感じられない／状況を不当だと感じる

胃潰瘍：不当と感じるために消化できない（受け入れることができない）ものがある

息切れ：動機がないのに、あるいは、やる気がないのに努力しなければならない

息苦しさ：空間が必要である／自律を必要としている／生きる権利を自分に与える必要がある

胃にガスがたまる：不安／心配／恐れ

遺尿症：肉体的あるいは心理的に自分の空間が侵されたと感じた／要求がましい親の期待に応えられない不安

胃の痛みや胃ガン：状況が不当だと感じられるために、それを受け入れることができない

インフルエンザ：すごく休みたいと思っている／自分が見ているもので心が混乱している

●う

魚の目：自分が向上できる場所が見つからない

●え

壊死または壊疽：自分の一部がもう生きたくないと考えている

炎症：手術、化学療法、日焼け、ケガ、事故、怒りなどによってダメージを受けた組織を修復している

●お

黄疸：自分が遭遇したことに対する怒り

嘔吐：親しい人の考え方や態度を拒絶した／状況を拒絶している

臆病：孤独を恐れている／一人きりだと感じるのを恐れている

おでき：沸騰する怒り

●か

潰瘍：怒り／ある状況に対するいらだち

過剰行動、あるいは過剰弛緩：二つの極のあいだを揺れ動く／頑固すぎる、あるいは従順すぎる

過食症：見捨てられたと感じたため、あるいは罪悪感があるために、自分を破壊したいと思う

風邪：休息が必要／考えが混乱している／何をしていいか分からない自分自身に対する批判

肩の痛み：人生の重荷を背負っている／重すぎる責任を負っている／自分の行動の結果に不安を感じている

花粉症：誰かとの別れ／死別

かゆみ：あせり／イライラ／不安

ガン：ショックを受けて感情が乱れた／好ましくない状況が続いて感情が乱れた

眼瞼《けん》炎（まぶたの炎症）：何かを見て恥ずかしい思いをした
関節炎：罪悪感／自分または親しい人に対する批判
関節症：長期にわたる自己卑下
関節の痛み：柔軟性が足りない／自分の行動をくだらないと考える
感染症：失望、欲求不満、怒りなどによる感情的な混乱のあとで、体が、器官または組織を修復しようとしている

●き

気管支炎：親しい人（恋人、家族、職場の仲間など）に対する批判
近視：未来に関する不安／親しい人に会えなくなるのではないかという不安／一人きりになるのではないかという不安／失敗に対する不安

●く

空気嚥《えん》下《げ》症：不安／心配
首の痛み：自分に嫌な思いをさせる状況を見ようとしない
ぐりぐり（リンパ節腫大）：現実の敵（感染）から自分を守ろうとしている／想像上の敵から自分を守ろうとしている

●け

痙攣:ものすごい緊張を味わう（腹）／何かを執行する時に緊張する（手、指）／何かを考えて緊張する（頭）／前進するのが怖くて緊張する（脚、足、足の指）
月経痛：女性性を受け入れることができない
結石：恐れがたまっている／厳しい思いをずっと持ち続けてきた
下痢：早くなくしたいと感じている状況を拒絶する／自分を閉じ込めている状況を拒絶する
腱炎：自分を引き止めるものに対する怒り

●こ

高血圧：未解決のまま、長いあいだ感情をかかえ込んでいる
口唇ヘルペス：唇に怒りが留まっている

喉頭炎：言いたいことが言えないために怒っている

更年期障害：望まれなくなることへの不安／老いることへの不安／役に立たなくなることへの不安

黒色腫：攻撃された／汚された／中傷された／裏切られた

心の雑音（雑念）：自分のニーズや自分が感じていることを、感じ取らないように圧力をかけている

腰の痛み：自分の人生の方向を変えるかもしれない新しい状況に踏み出すことを恐れている（たとえば、結婚、離婚、退職など）／先延ばしにしていた計画の中に否応《いやおう》なく放り込まれて怒りを感じている／望む方向に進めなかったことで後悔している／財政的な不安

骨折：罪悪感／反抗／立ち止まりたいという欲求

骨粗鬆症《そしょう》：長いあいだ自己卑下してきた／激しく自己卑下した（自分には何の価値もない／自分は役立たずの人間だ／私にはもう魅力がない）

コレステロール：感情の問題が解決されず、血圧が上がった

●さ

鎖骨の痛み、骨折：困難に遭遇した／課せられたことを拒否した

坐骨神経痛：これから起こることに対する不安（離婚になったらどうしよう、退職したらどうなるだろう、失業したらどうしよう、など）

●し

耳炎：何かを聞いたことで怒りを感じた

痔核：ある状況の中に無理に留まろうとしている

子宮頚部のガン：愛する人に対する深い失望

子宮のトラブル：子どもや家族に関わるネガティブな感情

事故：罪悪感／自分に向けられた怒り／自分にとって都合のよくない活動に終止符を打ちたいという思い

舌の痛み：言いたいことを言わずにいる

失語症：きょうだい関係や親子関係における混乱（きょうだいが何人いるか分からない、父親が誰なのか分からない）／自分が規範から外れているとい

う感覚／恥の感覚／家族に秘密がある

湿疹：孤立／不在、別れ、死亡などによる親しい人との接触の喪失／あこがれる対象から引き離されている感覚

歯肉のトラブル：疑い／不決断／欲求不満

シミ（皮膚の）：恥の感覚／侮辱されたという感覚

斜頸：ある状況に直面することを避けている

出血：人生において喜びが失われた

消化不良：親しい人から言葉または態度で拒否された。

静脈瘤：終わりが見えない問題をかかえている

褥瘡《じょくそう》（とこずれ）：まわりの人たちにとって自分が重荷になっていると感じている

食欲不振症：太ることへの恐怖／場所をたくさん占めることへの恐怖／いろいろなことをコントロールしようとする

痔瘻《じろう》：できればその状況から逃げたいと思っている

真菌症：何かを断念しなければならないと感じている

心臓のトラブル：大切にしていたものを失った

腎臓のトラブル：生きることに関わる、または生き延びることに関わる不安を感じている／誰かに自分の人生を毒されているという気持ち

じんましん：他のことをしたいのに、同じことを続けなければならないので、激しくいらだっている

●す

水腫：貧しい、または能力が限定されていると感じている

膵臓《すいぞう》のトラブル：ある状況を不当だと感じて、悲しみの混じった怒りを感じた

頭痛：すべてを理解したいために緊張している／感情をぶちまけてしまうのではないかと不安を感じている／コントロールを失うのではないかと心配している

●せ

性器ヘルペス：性的な罪悪感がある

咳：批判の思い

仙骨の痛み：性的なことに関わる自己卑下

喘息：息が詰まるような思い／見捨てられることに対する不安／生きることに対する罪悪感
前立腺のトラブル：肉体的能力または性的能力の減退を受け入れることができない／無力感

●た
退行性の病気（細胞や組織の成長・組成に異常をきたす病気）：解決策が見つからない状況を前にして、やる気をなくしている
帯状疱疹：苦しんでいる人、または亡くなった人のために、充分なことをしてあげられなかったという無力感、または後悔
脱臼：反抗／不和
多発性硬化症：失敗への恐れ／人々から認められたいと思うあまり、体のニーズを無視して頑張りすぎる
胆石：相手を裁く思い／恨み

●ち
膣炎：性的な罪悪感／男性に対する怒り
チック：内面の緊張
虫垂炎：服従しなければならないことに対する怒り
腸にガスがたまる：未知を恐れて、ある状況にしがみつく

●つ
痛風：他の人たちが自分を尊重していないと感じている／他の人たちの自分に対する配慮が足りないと感じている

●て
手足の冷え：不安／孤立
低血糖症：孤独／悲しみ／歓びの欠如／理解されていないという気持ち
手の痛み：やろうとしていることに不安を感じている／親しい人を助けられないために、無力感を持っている

癲癇：未知に対する大きな恐れ／コントロールを失うことに対する大きな恐れ（この病気は、人が感じないものを感じる超感覚を備えている子どもによく見られる。自分が見たり、感じたりするものを理解できず、それをすごく恐れる）

●と

糖尿病：自分自身でいられないことで悲しみを感じる

どもり：安全がおびやかされる／権威ある人の反応に対する恐れ

●な

難聴：批判、いさかい、糾弾、否定の言葉などを、もうこれ以上聞きたくない

●に

にきび：自分自身でいることが難しい／自分のグループに属することができない／自分自身を拒否している

●ね

熱（発熱）：予防接種のあとで、あるいは怒ったあとで、体の熱を発散している

捻挫：禁止や責任から逃れようとして罪悪感を感じている／自分の人生の速度を落としたいと無意識に思っている

●の

嚢胞：満たされなかったニーズがある

膿瘍：怒り／ため込まれて表現されていない欲求不満

喉の痛み：自分を表現することへの恐れ／笑い者にされることへの恐れ／親しい人を言葉で傷つけることへの恐れ

●は

肺炎：深い失望を感じて、生きるのが嫌になっている

白内障：悲しい思いにさせるものをこれ以上見たくない／未来が不確かで暗く感じられる

白斑：相手に利用されたという思い
鼻血：人生の喜びを失った
鼻づまり：人生をありのままに受け入れられない
腫れ：なにかをやり遂げたいのに、それがうまくできない

●ひ
ひび割れ：孤立感
皮膚炎：親しい人との葛藤
飛行機酔い：コントロールが効かないことによる不安／死に対する不安
脾臓《ひぞう》のトラブル：失敗したという気持ち
疲労：活動のしすぎ／動機の欠如
広場恐怖症：コントロールを失う不安／苦境を切り抜ける方法がないのではないかという不安
貧血：孤立感／人から関心を払ってもらえない／人生における歓びの欠如

●ふ
不安神経症：怒りや恐れによってエネルギーがブロックされる／事故のあとでエネルギーがブロックされる／罪悪感／無意識の領域に抑圧していた感情を思い出す。その感情をふたたび経験したくない、あるいは、その感情から逃れたい
副鼻腔炎：誰か、または何かを、これ以上感じたくない
ふくらはぎの痛み：物事が速く進みすぎると感じている／時間が足りないことへの不安
船酔い：執着を手放せない／基準を手放せない
不眠症：取り越し苦労／ストレス／不安／罪悪感
震え：神経過敏／感情のせいで心を乱している／これから起こることに対する不安

●へ
ヘルニア：逃れたい状況に閉じ込められていると感じる
偏頭痛：頭の上に脅威が迫っているように感じる／虐待されるのではないか、拒絶されるのではないか、救いようのない状態におちいるのではないか、自由を失うのではないか、という脅威を感じる

扁桃腺炎：恐れている人の前で自分を表現することが怖い
便秘：原則によって自分を抑える／相手を不快にするのを恐れて自分を抑える／相手に迷惑をかけるのを恐れて自分を抑える／生きるのが怖くて自分を抑える（慢性の便秘）

●ほ
膀胱炎：自分の領域を侵されたと感じた
膀胱のトラブル：自分の領域を侵されたと感じた／自分に属するものが尊重されなかったという思い
ほてり：老いること、魅力的でなくなること、不要になること、などへの恐れ
骨の痛み：自己卑下

●ま
麻痺：そこから逃れたいと感じているのに、無力感のために逃れることができない／感じることをやめたいという無意識の欲求（多発性硬化症においてよく見られる。この病気になる人は、止まりたい、休みたいという体の要求を聞こうとしていない）
慢性疲労：戦い続けなければならないと感じている

●み
耳鳴り：自分のニーズや感情に気づかないように自分に圧力をかけている

●む
虫歯：感情の高まり
胸のトラブル：女性性に関わるネガティブな感情／乳を与えている赤ちゃんに対するネガティブな感情（右ききは右の胸、左ききは左の胸）

●め
めまい：頼りになるもの（配偶者、親、友人、家、仕事など）の喪失／何かから逃れたくて苦しんでいる／未知を前にしての不安や迷い

●や

やけど：焼けるような感覚／怒り／罪悪感

●ゆ

輸卵管のトラブル：配偶者とのコミュニケーションがうまくできない

●よ

腰痛：(「腰の痛み」を参照)

●ら

卵巣の痛み：自分の赤ちゃん、あるいは自分の創造性に関して困難を覚える

●り

リューマチ：完全を求めて、それが得られなかったために、自己卑下している／中傷された、侮辱されたと感じ、そのために、怒りを感じたり、自分は愛されるに値しないと感じたりしている

緑内障：自分を苦しめるものを見まいとして、自分に圧力をかける

リンパ腫：起こって当然のことから身を守るために戦おうとしている

◇著者◇
クローディア・ランヴィル（Claudia Rainville）
1951年、カナダ、ケベック州生まれ。大学の医学部で細菌学を学び、医療現場に11年間勤務したのち、心と体のスピリチュアルな関係に着目し、西洋と東洋のさまざまな技法をもとに〈超医療セラピー〉の手法を確立した。このメソッドは、20年以上にわたる実践と、数千件におよぶカウンセリングによって、その効果が実証されている。かつては彼女自身も、うつ病やノイローゼに苦しんで自殺未遂をはかったり、病気や不調によって9回もの手術を受けたりしてきたが、この〈超医療セラピー〉の手法を取り入れることによって、それらの症状はもちろん、乳ガンや子宮ガンさえも、みずからの力で克服することが可能になった。その経験と癒しの手法について書かれた著作の多くが、各国でベストセラーになっており、現在も、セミナーやワークショップ、講演会などを中心に、世界各地で活動中。

◇訳者◇
浅岡夢二（あさおか・ゆめじ）
1952年生まれ。慶應義塾大学文学部仏文学科卒業。明治大学大学院博士課程を経て中央大学法学部准教授。専門はフランスおよびカナダ（ケベック州）の文学と思想。現在、人間の本質（＝エネルギー）を基礎に据えた「総合人間学（＝汎エネルギー論）」を構築中。フランス語圏におけるスピリチュアリズム関係の文献や各種セラピー・自己啓発・精神世界関連の文献を精力的に翻訳・紹介している。リズ・ブルボー『〈からだ〉の声を聞きなさい』シリーズや『ジャンヌ・ダルク 失われた真実』『光の剣・遥かなる過去世への旅』など訳書多数。著書に『フランス文学と神秘主義』がある。

超医療セラピー

平成23年9月19日　　第1刷発行

著　者　クローディア・ランヴィル
訳　者　浅岡夢二
装　幀　フロッグキングスタジオ
発行者　日高裕明
発　行　株式会社ハート出版
〒171-0014 東京都豊島区池袋 3-9-23
TEL03-3590-6077　FAX03-3590-6078
ハート出版ホームページ　http://www.810.co.jp

ISBN978-4-89295-687-4
印刷・製本 中央精版印刷株式会社